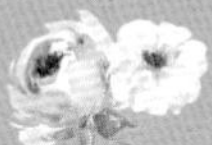

芳療百問

芳療百問

Aroma faq

司徒雪儀 著

www.aromafaq.com

前言

Preface

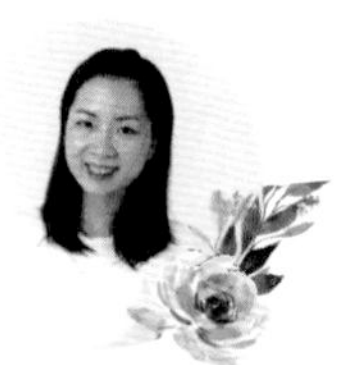

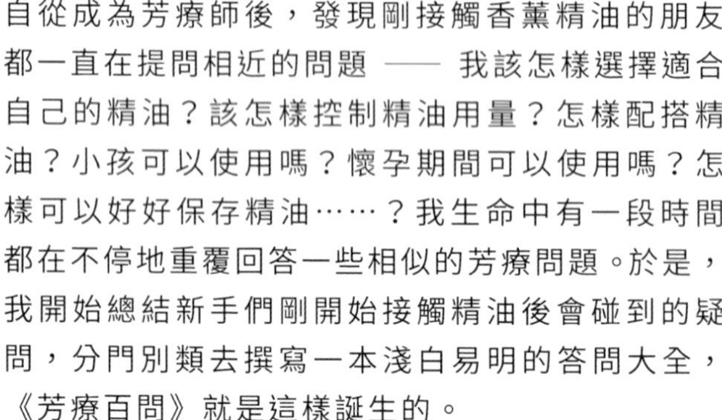

自從成為芳療師後，發現剛接觸香薰精油的朋友都一直在提問相近的問題 —— 我該怎樣選擇適合自己的精油？該怎樣控制精油用量？怎樣配搭精油？小孩可以使用嗎？懷孕期間可以使用嗎？怎樣可以好好保存精油……？我生命中有一段時間都在不停地重覆回答一些相似的芳療問題。於是，我開始總結新手們剛開始接觸精油後會碰到的疑問，分門別類去撰寫一本淺白易明的答問大全，《芳療百問》就是這樣誕生的。

看完這本書，您將會有一個非常完整的芳療使用概念，將來當您在網上或其他範疇看到相關的芳療知識，您就可以有正確的批判思維去篩選正確和有用的資訊了。在寫書的過程中，我一直都沒有忘記成為芳療師後每次幫助別人時帶給自己心靈的滿足感 —— 每一句感謝，每一張笑容，每一個鞠躬，都是感動著我一直前進的動力。在現今資訊琳瑯滿目的時代，我希望把自己過去的臨床經驗和蒐集到的芳療知識，為自己建立一個平台，積極地去分享自己所學到的，一步一腳印地運用身邊的資源去幫助更多有需要的人。

很多看似簡單的事，其實很困難，不過也是我最享受的過程。《芳療百問》從籌備到成品，用了一年有多的時間，書的內容和週邊配套每天都在不停地被反覆修改和優化，從最初一個普通的文字檔案到現在逐漸成為一個線上線下全方位配套的項目。我們所有出版的書籍、線上課程、專業資格證和週邊產品亦會陸續在香港、內地、台灣和美國地區同步展開，以顯淺易懂的方式去分享養生之道，並融入社會生活上的每一方面，為更多芳療新手和嚮往芳香生活的讀者提供完善的教育諮詢及服務。

我是司徒雪儀，Siuroma 的創辦人，我們的宗旨是在家庭、健康和品味三方面去為廣大精油愛好者和使用者提供一站式芳香生活提案，向大家傳達正確的芳療知識和使用指引，讓您隨時隨地都能在日常生活中感受到芳療的美好，也希望您們可以受益也會喜歡，在未來請多多指教！

願您們健康幸福、享受閱讀！

Michelle Szeto

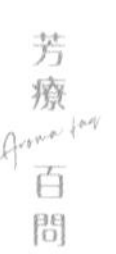

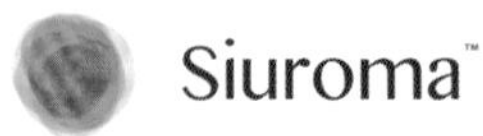

關於我們

About Siuroma

27 歲的那年，我接觸到生命中的第一瓶純精油——薰衣草精油。當時我正在為我剛起步的花藝事業在努力，不同植物的香氣彌漫在我的工作室中，感覺就像置身於鳥語花香的大自然內，在溫暖的陽光照射下被鮮花圍繞著。當我打開精油瓶子，把精油靠近鼻子深呼吸的一刻，那濃厚而沉穩的薰衣草氣味，讓我的腦袋瞬間放鬆起來，有一種深層舒壓的感覺。就從那一刻開始，我便漸漸開始接觸香薰精油的世界。在已有的花卉植物知識基礎上再去學習精油的科普知識對我有著非常大的幫助。

在創辦我的品牌 Siuroma 之前，我是一名花藝設計師，同時也是一名化妝師。我的丈夫總是說：「時常思考檢視自己未來的方向，比自己的學歷和經歷來得重要。」我畢業於廣州暨南大學，本科是市場營銷，及後再在北京國家行政學院進修。這跟花藝和化妝像是彼此不相關的事情，我 24 歲時在北京國家行政學院上課的同學都是成功的企業家、優秀的管理層和行政人員，在社會上不同的

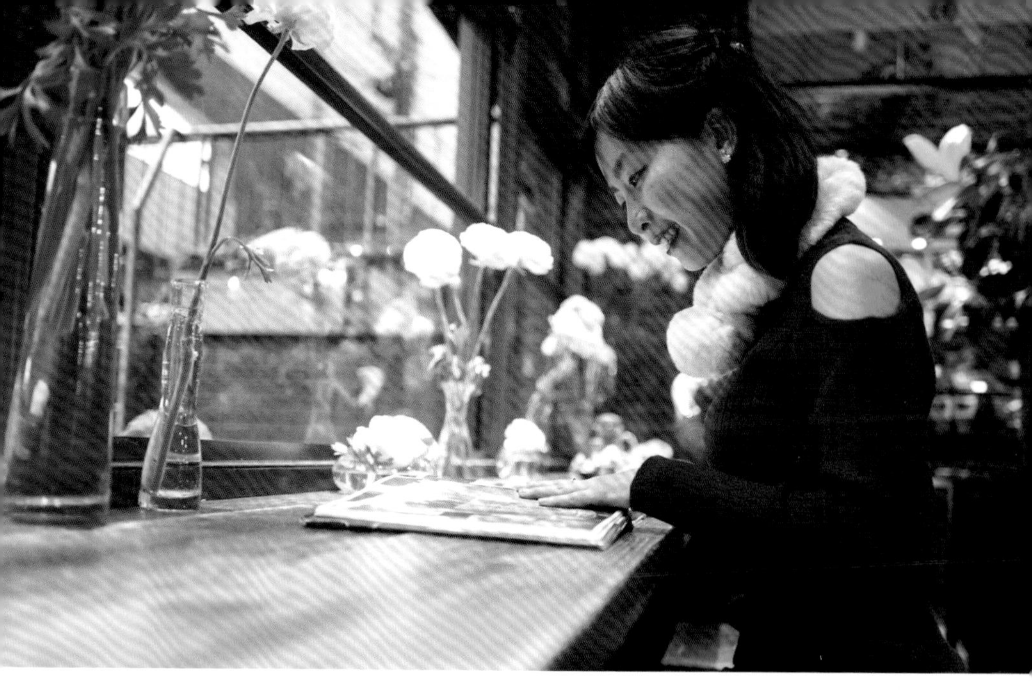

崗位為國家社會作出貢獻。年青的我在他們的身上學到怎樣用正確的心態去規劃和好好發展自己的事業。這讓我更加堅定地去把自己的興趣發展成事業，於是我便成立了屬於自己的花藝和化妝的工作室。

我的丈夫在 23 歲的時候已經是 Google 創投旗下一間跨國公司的創意總監，及後前往美國紐約創業，常常遊走於紐約、香港和倫敦之間。我們在婚後因想多親近家人，所以選擇回到香港定居。他做事非常重格局，當你還在考慮眼前的事情時，他已經同時考慮到未來兩三步驟之間的關聯了。當我拿到芳療師的專業資格後，回到工作室他就立刻拉我到白板前，把我芳療、花藝、化妝和旅遊的知識點連結起來呈現在白板上。這是他在我

28 歲生日時送給我的禮物 ——小花手作，也是 Siuroma 的雛型。他引導我把自己喜歡的東西，透過專業的設計和科技建造成一個堅實且有內涵的個人品牌。我不敢說這事情很完美，但我們從那一刻開始一直努力去做到我們理想中的目標。

認識我的人都會叫我「小花」，這是小時候父母給我改的小名，他們希望我能像朵小花一樣正面美麗地在陽光下開心成長。後來因工作關係跟隨丈夫周遊列國，3 年間跑遍了全球 10 多個國家，30 多個城市——從冰島雷克雅未克著名的藍池溫泉，到阿根廷南部烏斯懷亞的世界盡頭；從秘魯的神秘沙漠和世界遺跡馬丘比丘，到美國紐約五光十色的百老匯表演；從法國巴黎塞納河兩旁體驗的藝術氣息，到挪威北部欣賞於夏季時永不會下山的太陽。如此大大小小的旅程開拓了我的眼界，豐富了我的閱歷，同時也重新定義了我人生的價值觀。我領悟到人生不僅僅是為了工作、金錢和房產，還需要重視家庭、健康和品味。這樣才會使自己的人生過得充實有意義。

我非常喜歡跟香氣相關的東西，每次旅程我都會找一樣東西來好好記住每個城市的味道。中國有一句經典的好話叫「三十而立」，在遊歷過後，我希望在我的 30 歲時創辦一個屬於自己的品牌，

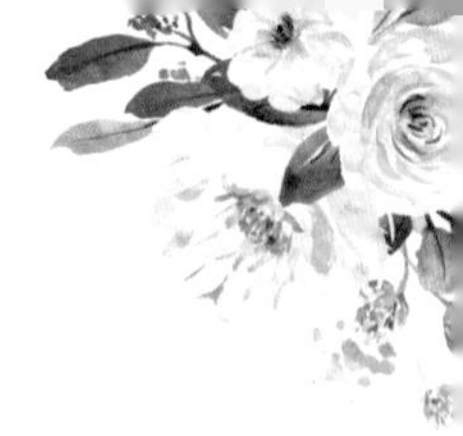

去營運與香氣相關的項目，推廣我所認同的價值觀以及生活態度。我一直都相信「你的商品，其實就是你自己」。無論做什麼服務，賣什麼商品，在這之前都得先要把自己推銷出去。於是我把小花（Siufa）和香氣（Aroma）這兩個英文字合併起來，以 Siuroma 作為個人品牌的名稱，我們會透過出版書籍、售賣實體產品和線上教學支援。從家庭、健康和品味三方面，去為客戶提供一站式芳香生活提案。我們會從花藝設計、香薰精油、旅遊玩樂、美妝護膚這四大領域提供服務，而這些正正是我最擅長的領域。

我覺得在營運一個品牌或一間公司時，需要一直思考「我們想變成什麼？」這個話題。我們團隊內的夥伴從來不會只點出問題，更多的時候是在討論事情的可能性。在華人的社會中，跟香氣、嗅覺相關的產品在市場還有非常大的發展空間，這不像西方社會，香薰精油對於外國人來說已經是日常生活的一部份了。Siuroma 是一個跨領域的品牌，是一站式的芳香生活提案。在營運香薰芳療這一領域中一個最大的挑戰是市場的教育——怎樣找到適合自己的精油、怎樣分辨精油的真假、怎樣控制精油的用量等。以上的這些問題不管您是否專業人士也是需要學會的。

從 2003 年開始，當我還是學生的時候，每個暑假都是兩岸四地交流活動的活躍分子，常常參與及舉辦中、港、澳、台的交流活動。可能是因為自己樂天的性格，讓我很容易能夠打破文化隔膜去交到不同地方的朋友，直到現在十多年後大家都出來社會工作打拼，我們都依然維持着良好的關係，也是因為這些經歷讓我特別感恩過去的一切。

成為芳療師後，我還記得每次幫助別人後帶給自己心靈的滿足感 —— 每一句感謝，每一個笑容，每一個鞠躬。這些都是感動我一直前進的動力。我丈夫一直提醒我要把興趣發展為事業並不簡單，在商業社會上如果你要做你想做的事情，你先得讓自己的事業能自給自足，才去談理想。我選擇從事芳療教育，成為一個芳療老師。

我偉大的爺爺奶奶這幾十年來，一直都在社會不同領域為社會和國家作出貢獻，他們都覺得能力愈大，責任也會愈大。至今他們都是我最好的榜樣，也是他們一直以來對我的培育，讓我真切地感受到當我在芳療領域中愈學愈深入，能力愈大的時候，我的社會責任感也會愈重。我還是期盼能將我所學到的知識好好去回饋社會，也可以像我的爺爺奶奶一樣對國家和社會盡一分力量。

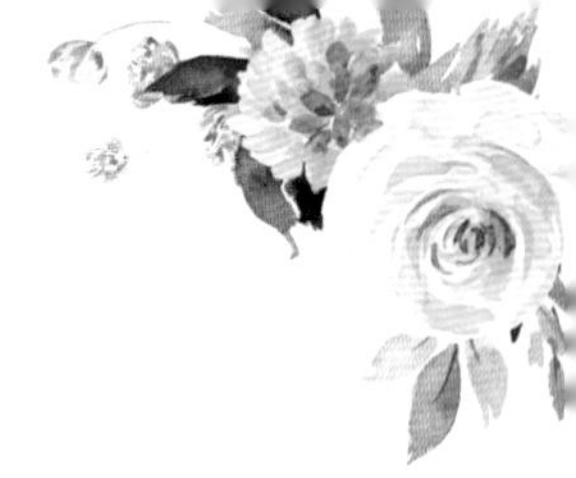

我很喜歡每年秋天的時候，因為季節性的精油瀰漫著整個工作室 —— 甜橙、佛手柑、柑橘、檸檬能夠真正使人喜悅和振奮。這個豐收的季節，我慶幸可以和精油工作，有能力在身體、精神和情感上進行溝通，教育人們理解這些精油對身心靈健康的潛力。我每天的工作都是以芳療專業的身份去對市場傳播正確的教育和使用觀念。我們歡迎每一位香薰精油的銷售從業員，我們的配套可以輔助您們去好好照顧客戶的同時減低自身的工作量，成為您們售前售後服務的最佳工具。我們歡迎任何一位精油愛好者，我們的配套可以幫助你有系統地認識芳療，應用在生活日常，協助您從一個小白蛻變成一位專業芳療師。

在談及感謝的同時，我想藉此機會向所有給予支持和熱情的朋友致意衷心的感謝，同時也向我優秀的夥伴團隊致謝，在充滿挑戰變化的時候對 Siuroma 的推動。展望未來，Siuroma 會為推動亞洲的芳療行業前進而好好努力。未來請大家繼續多多指教！

免責聲明

芳香療法屬於輔助療法，不能取代正常的醫療。本書所提到的知識只作教育和參考用途。如有任何個人健康查詢，請聯絡您的家庭醫生。

書內所提供的訊息不能替代醫療專業人士的醫學諮詢，也不能被當作針對個人的醫療建議。每一款精油產品的質量都取決於生產商的品質監控，跟作者和出版商無關，因此讀者在使用精油後發生的問題，作者和出版商一概不會負任何責任。

目錄
Table of Contents

2 Chapter 精油與植物油

3 Chapter

精油安全性

5

Chapter

美麗護膚

6

Chapter

特別使用個案

7 Chapter 生活應用

8

Chapter

芳療配方

9 Chapter

專業資格

10 Chapter

附錄

1
Chapter

基礎知識
Basic knowledge

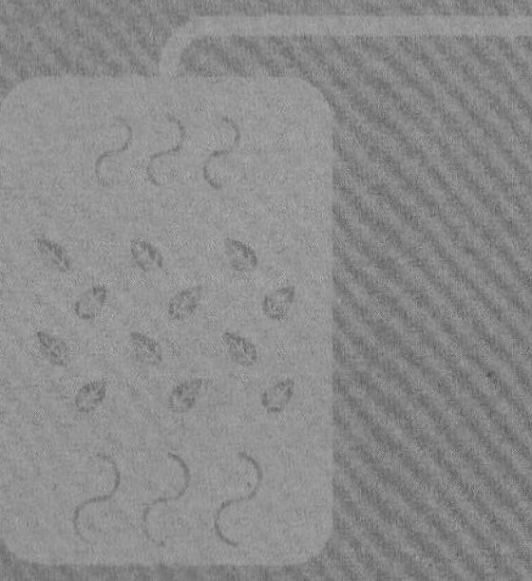

？

01
芳香療法是什麼？

What is aromatherapy?

Answer

芳香療法是指利用精油作為媒介，並以吸聞、塗抹、擴香、泡浴及按摩等方式經由呼吸道或皮膚吸收進入體內，以促進身體和心靈都健康的一種天然療法。

芳香療法又可以稱為香薰療法，簡稱芳療，來自拉丁文「Aromatherapy」。「Aroma」寓意芬芳、香氣，而「Therapy」是指對疾病的治療、調理、輔助療法。

芳香療法與傳統中醫、花精療法、草藥療法十分相似。而芳療主要使用精油、純露、植物油透過直接嗅聞、擴香、泡浴及按摩等方式來達到治療的效果，減少對傳統醫療模式的依賴，對我們的生理、心理和情緒的層面都有好處。

我們的身體和心靈是互相聯繫的。一般情況下，生病的根源是因為這個組合失去了平衡，身體不舒服的時候，心裡也會不舒服。同樣當我們心裡有鬱結的時候，也容易導致身體不舒服。因此，芳香療法就是在解決這些問題，應用的範圍一般包括：美容、運動護理、緩和醫療、孕期不適、精神放鬆等，也是最符合現代人所嚮往的幸福、無毒的健康生活概念。

芳香療法屬於輔助療法，不能取代正常的醫治。目前在大部份國家，已經把芳香療法列為輔助療法，而英國、法國、澳洲已將芳香療法列入醫療範疇內，並配合藥物治療以加快身體復元速度。

02

芳香療法和傳統醫學有什麼關係？

What is the relationship between aromatherapy and traditional medicine?

Answer

芳香療法是提倡使用自然、不具侵犯性的治療方式。相對於傳統醫學的藥物治療，比較不會使身體虛弱。

傳統醫學認為外來的病原體是引致疾病的原因。「一種藥物治療一種疾病」，假若同一時間有多種疾病，醫生就會給予多種類的藥物治療，但與此同時，身體也會受到藥物副作用的干擾，讓身體顯得虛弱。

相對於傳統醫學，芳香療法的中心思想是相信人體具有自癒的能力，提倡使用自然、不具侵犯性的療癒方式，是利用萃取來自植物的天然芳香分子，產生「精油」或「純露」，透過嗅聞、擴香、泡浴及按摩等方式進行調理，啟動人體內在的自癒能力，從而改善我們的身體和心理狀態，以達到身、心、情緒的平衡和健康。

芳香療法也是一種整全方法，著重不只是身體沒有生病，還應該具備正面積極的心態，並鼓勵配合日常良好的生活習慣，去保持身心靈健康。

03

芳香療法的歷史有多久？

How long has aromatherapy appeared?

Answer

芳香植物的應用有著相當悠久的歷史，可追溯至西元前 3000 年的埃及。

人類從古時代就開始應用芳香藥用植物，直到10-11 世紀，阿拉伯人完善了蒸餾技術之後，這些植物才以精油的形式運用在醫療保健、美容養生、提高生活品質等知識體系。以下將從埃及、中國、中東、歐洲去追溯精油在使用的歷史。

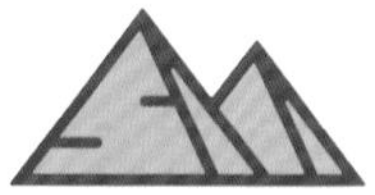

埃及

早在西元前 3000 年，埃及人已經開始使用香油香膏。古埃及是最早發明芳香療法的民族，他們用浸泡法將薰衣草，菊花等草本植物加入植物油一起浸泡，製作出來的植物油用於全身經按摩。古埃及人也會用芳香植物製成藥膏和按摩油去改善情緒。再加入到護膚品去美容。還會用不同的精油去供奉不同的神：用乳香供奉太陽神，用沒藥供奉月亮神。在挖掘金字塔的過程中，考古學家發現到大量壓榨和蒸餾用的木頭和植物的器具。

埃及人會用雪松精油做屍體防腐，將屍體浸 70 日就起到防腐的作用。後來人們發現埃及的木乃伊能保存數千年不壞的原因是因為添加了雪松、沒藥、肉桂精油，以達到千年防腐的效果。

中國

在西元 2000 年前，中國秦朝時代已經利用草本治病，中國發展出的「中醫」是從神農氏嘗百草開始，讓世人驚嘆的三本藥典有《黃帝內經》、《本草綱目》和《神農本草經》。《黃帝內經》是由黃帝和不同的大臣所寫，書內記載著許多疾病發生的原因和治療方法，當中對植物運用的智慧是藥草學家的指南。李時珍的《本草綱目》，用了 27 年完成，書內記載了 2000 多種藥材植物、8000 多種配方，是現代中藥的根本。《神農本草經》是由一班神農氏的農民所寫，這班農民種植，然後親自嚐試，從而得出每種草本的各種功效，最後集結寫成這本藥物學的重要文獻。

中東

在西元前 2000 年，印度的著名傳統醫學阿育吠陀（Ayurveda），用 3700 多種植物去治病。經常使用玉桂、生薑、沒藥、芫荽等植物來調理人的整體健康。

在宗教發源地的中東，發現安放在耶穌的墓穴中，有以色列人傳統包遺體所用的沒藥香膏。而善於科學發明的阿拉伯人，認為精油能有效改善人的身心健康。於是將羅馬人傳過去的蒸餾法改良，成功地萃取玫瑰花精油。

除了科學發明，阿拉伯人也善於做生意，他們將發現的精油賣到世界各地。在 12 世紀，阿拉伯人將蒸餾技術帶到歐洲，會利用精油製成不同的香水以掩蓋身上難聞的氣味。最傳統的時候，精油是用來做香的東西，常用做花水、香膏和香水，這些知識和經驗讓歐洲人對健康保健的觀念更為先進。

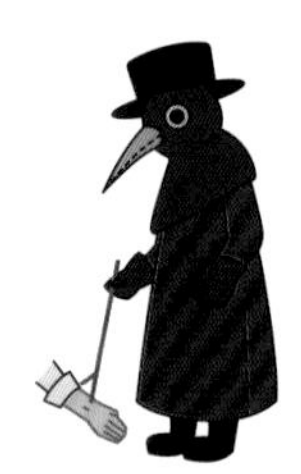

歐洲

13 世紀，英國開始種植薰衣草，製成薰衣草水。在那時候，黑胡椒精油珍貴到可以當錢來使用。14-17 世紀，是歐洲的黑暗時代，整個歐洲因瘟疫蔓延死了幾乎一半人口。醫生都穿著利用皮革製成密實的衣服，頭帶鴨嘴帽，帽子裡面塞了乳香、丁香、肉桂的草本，目的是用來過濾空氣，看診的時候，也只會用木條去觸碰病人。街頭會燃燒乳香、松樹用作抗菌，因為草本對於抗傳染病，流行性感冒有一定的作用。當時到處使用薰衣草、百里香作清潔劑去洗地和擦東西。在瘟疫盛行的時候，有四個小偷用一些草本，包括薰衣草、肉桂、丁香、百里香、迷迭香、鼠尾草，這些草本加入醋浸泡 6 個星期調製而成，然後噴灑全身用作抗菌後，再去偷屍體身上的東西，他們都沒有感染到瘟疫。在瘟疫結束後，小偷就將這個醋推出市面後大賣，這就是著名的「四個小偷的醋」（Four Thieves Vinegar）。

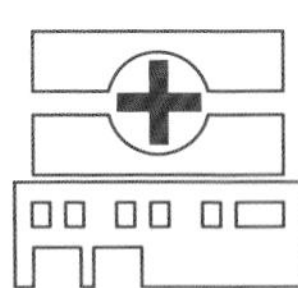

芳香療法的普及

現代很多私人的診所、醫院、療養院等也引用芳香療法作為輔助療法去幫助人們恢復健康。同時也深受一些補充醫學專業人士，如針灸師、營養師、天然產品設計師，美學家、按摩師們歡迎，透過精油按摩治療、嗅覺治療等臨床經驗結合，將芳香療法應用在診所中，去幫助人們恢復健康。

精油的自然療癒力量能保持人體健康、放鬆身心、紓緩壓力。近年來芳香療法在很多國家的知名度日漸上升，以芳香療法的效用、應用和歷史等知識範圍，取得國際專業資格成為芳香治療師，用專業技能讓自己和家人朋友享受芳香療法的樂趣。

精油使用方便，越來越多的家庭已經將芳香療法廣泛應用在日常生活的各方面，如情緒管理、美容護膚、家居用品、體重管理、能量提升、 寵物照顧、DIY 保養品等， 提高生活品質。

04
芳香療法的按摩是什麼？

What is aromatherapy massage?

Answer

芳香療法的按摩，是芳療師會觀察和諮詢，了解客人的症狀和所產生的原因，從而作出相應的治療，並附有詳盡的療程後建議和家居建議。

芳香療法的按摩會為客人量身訂做短期、中期和長期的個人療程，透過詳細的諮詢，包括身高、體重、年齡、工種、飲食習慣、睡眠質量、消化系統、呼吸系統、病史、皮膚等狀況，再選出適合客人在身體、和情緒上合適的精油和植物油，並按照精油的特性、比例調配成複方精油，最後配合輕柔的按摩手法進行療程，讓客人達到身心靈的平衡。

療程完後還有詳盡的療程後建議和家居建議。療程後建議如 6-8 小時後才能洗澡、當日不能做刺激性運動、不能焗桑拿、不能做熱療、不能游泳等。家居建議如根據情況每週做適當的運動、改善不良飲食習慣等，並且準備好能讓客戶離開後可以繼續在家使用的精油產品，因此是一種整全的治療。

芳香療法的芳療師通常會持續進修，擁有國際認證的專業資格，他們一般會具備某些拿手的專長，例如精油配方、芳療按摩、精油產品製作、產前產後芳香護理、嬰幼兒芳香護理等。

05
精油是什麼？
What is essential oil?

Answer

精油是從植物的花朵、葉子、樹根、種籽、果皮、樹脂或植物的其他部位所提煉的自然萃取物。

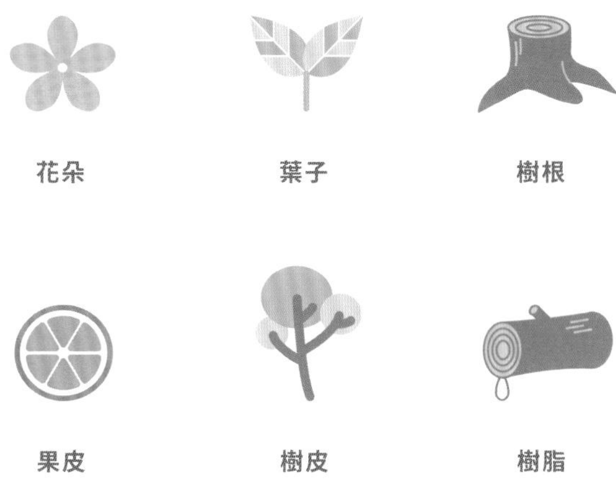

精油是從植物的花朵、葉子、樹根、種籽、果實、果皮、樹皮、樹芯、樹脂等各種不同的部位萃取出來的天然素材，是濃縮的植物精華，精油的天然化學成份一般有 60300 多種，每一滴精油都有高價值含量的天然成份，具有濃度高、親膚性好、滲透性強、安全性高、高抗菌等特點。因此精油能有效帶來豐富的香氣和療癒效果。

精油可以應用的層面和使用的方法很多，而每種的單方精油都有不止一種功效。如果將兩種或兩種以上的精油混合搭配，這些精油的化學分子結構之間產生協作的作用，又可以增加療效。如果學會使用就能有效支援身體機能及保持身體健康。

05

精油是什麼？

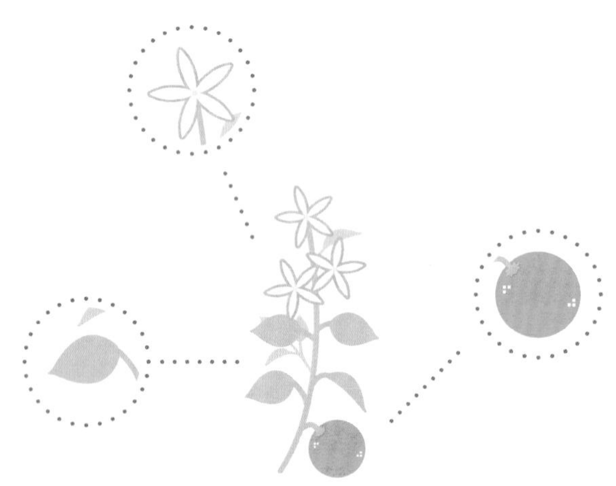

精油萃取自植物，和中藥相似。精油儲存在儲油腺。在不同部位，儲油腺的分佈也不一樣。儲油腺比較多，所提取到的精油也會比較多。

因此，同一棵樹取自的不同部位，自然化學的成份不同，提取的精油也不同。如天竺葵提取自花；丁香提取自花苞；生薑提取自根部；薰衣草提取自花；肉桂提取自樹皮；杜松果提取自莓果；檀香、雪松、乳香、沒藥等提取自木材；芫茜、黑胡椒、甜茴香等提取自種子。

大部份的植物只能萃取出一種精油，但也有一些例外的，如苦橙樹，蒸餾苦橙樹的花朵提取出來的是橙花精油，蒸餾苦橙樹的葉片提取出來的是苦橙葉精油，壓榨苦橙樹的果皮提取出來的是苦橙精油。

每一種植物所萃取出來的精油量和香氣都不相同，通常萃取量越少或越不容易萃取的精油價格就會越昂貴。像玫瑰、茉莉、橙花等精油，大約 3000-5000 公斤的花瓣才能萃取 1 公升的精油，每一滴都十分珍貴。

一瓶 5 毫升的精油中含大約 80-100 滴；一瓶 15 毫升的精油中含大約 250-300 滴。舉例一瓶 15 毫升的薰衣草精油，在一個 200 呎的房間內擴香，每晚睡眠時使用 3 滴，大概能用一個月。

精油的用途廣泛，對於內分泌、新陳代謝、泌尿系統、免疫系統、神經系統、婦科問題、骨骼問題、皮膚問題、精神問題、五官問題、呼吸系統方面的問題、血液循環系統、消化系統等都有很不錯的療效。在居家清潔中使用，精油可以起到淨化空氣、消毒、殺菌的功效，同時可以預防一些傳染性疾病。

06

精油是怎樣被製造出來的？

How are essential oils made?

Answer

不同的萃取方式所萃取的精油純度、成份和效能也不同。即使是同一株植物，不同的部位萃取出的精油成份不同，療效和危險性也不同。

精油儲存在植物的不同部位，因此萃取方式也各有不同。有些植物只要輕揉葉片就可聞到香氣，如：薄荷；果皮類的植物如甜橙，只要用手剝橙子皮就會有油油的、香香的甜橙精油產生；而有些較難萃取的如木質類、花瓣類精油，就必須透過較特殊的方式去取得。

古時候人類就懂得用油脂保留花朵的香味，接著以溶劑來萃取香氣，後來更進步地利用蒸餾技術來濃縮香氣，因此精油的製作在各國都是一門傳統的技術，但傳統精油的萃取方法非常耗時，產量很低，造就了高價值的精油，而珍貴的精油在當時還可以當錢來使用。慶幸工業革命後技術的改進，讓精油的出油率大大提高，成為現今人人都可以享用的好物。

天然植物精油的提煉方法分別有：水蒸餾法、蒸氣蒸餾法、冷壓榨法、脂吸法、浸泡法和溶劑萃取法。不同的萃取方式所萃取出來的精油純度、成份、芳香分子的效能甚至成本也會不同。因此精油價格會有差異的其中一個原因就是來自萃取方式的萃取成本。

水蒸餾法

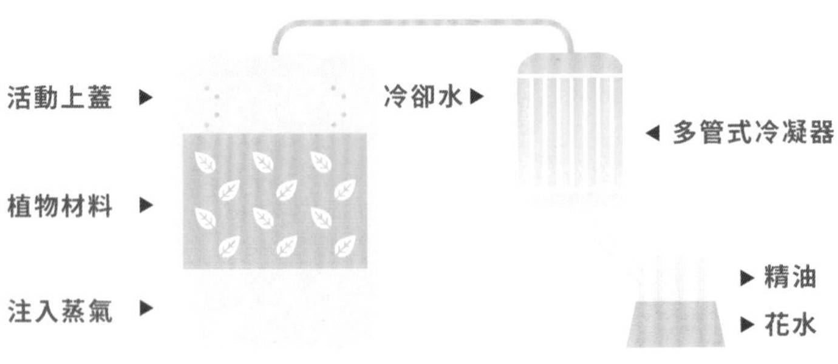

此方法適用於：大部份精油

水蒸餾，方法是將芳香植物完全浸泡水中，注入蒸氣在植物瓶內加熱，當蒸氣熱力將藏在植物中的分子釋出，精油的芳香分子會跟隨蒸氣上升，經冷凝管冷卻，恢復成液體，在瓶內收集，形成芳香溶液，精油會浮在面，花水沉在底。對植物進行低溫加熱，有效保證了精油的品質。適合橙花、玫瑰等對熱較敏感的精油。

蒸氣蒸餾法

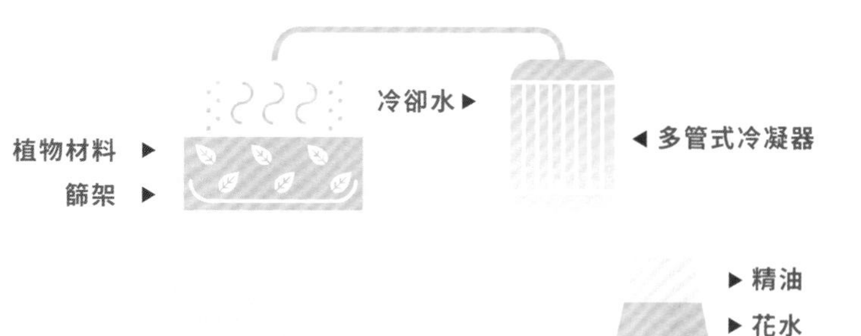

?

此方法適用於：大部份精油

蒸氣蒸餾，方法是將芳香植物放在蒸餾器內的篩架上，注入蒸氣在植物瓶內加熱，蒸氣熱力會將藏在植物中的分子釋出，精油的芳香分子會跟隨蒸氣上升，由經冷凝管冷卻，恢復成液體，最後在瓶內收集，精油會浮在面，花水沉在底。如薰衣草、尤加利、羅勒、茶樹、快樂鼠尾草、花梨木等。

冷壓榨法

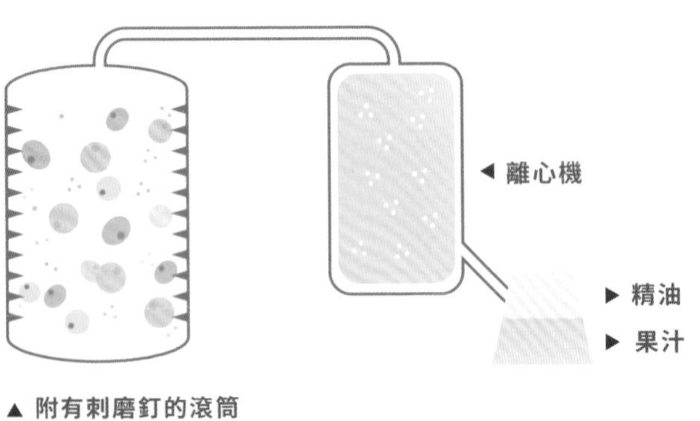

▲ 附有刺磨釘的滾筒

此方法適用於：柑橘類精油

冷壓榨法一般都會使用提取果皮的精油。方法是將果皮放在附有幾排刺磨釘的滾筒裡，當果皮在桶內翻轉時，果皮會被針穿，精油就被管道送到離心機內，而得到精油的一種萃取方式。由於過程中沒有加熱，因此香氣和化學結構幾乎與果皮中的一模一樣。大部份的水果精油都採用冷壓榨法提取精油，如香橙、檸檬、葡萄柚、佛手柑等。

古老脂吸法

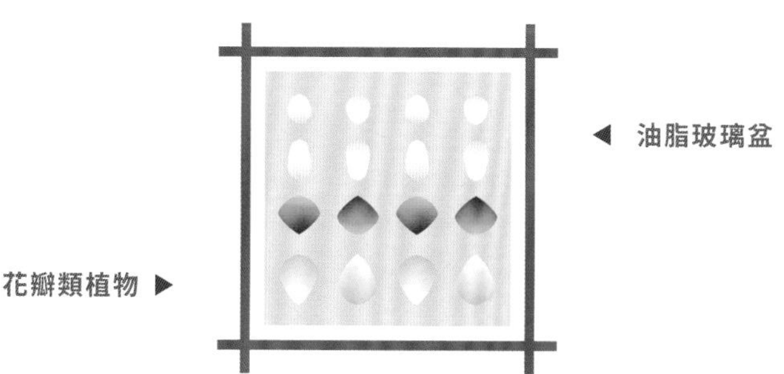

此方法適用於：花朵類精油

脂吸法是古老的提取方法，也是提取精油最傳統的做法。通常花瓣類植物較常使用脂吸法。方法是用人手將花瓣一片片平放在已經附上淨化和沾滿橄欖油或荷荷芭油的棉布板中，約一至兩天花瓣開始枯萎，並釋出精油在油脂中。接著小心移除花瓣，再換上新鮮花瓣，這個方法每一至兩天就要重複進行，直至油脂達到飽和的狀態，接著刮下這些香氣濃郁的香脂，除去花瓣、花梗等雜質外，加入酒精攪拌至酒精揮發。

溶劑萃取法

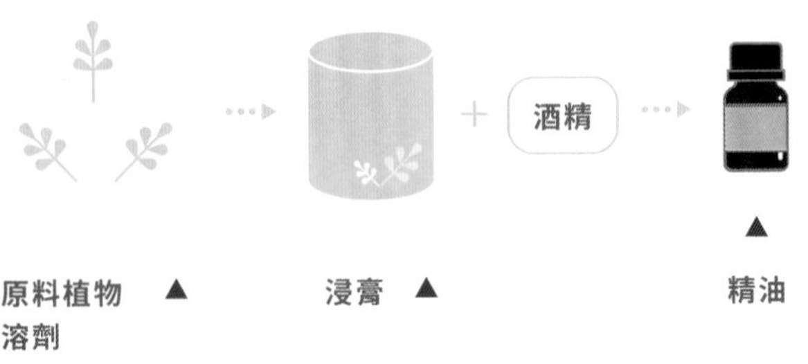

此方法適用於：花朵類精油

當萃取量少或不容易萃取的精油時，溶劑萃取法才不會傷害揮發性分子。方法是將原料植物浸泡在石油醚或正己烷等溶劑，一起低溫浸泡一段時間，溶劑就會被蒸發，最後留下浸膏，接著把浸膏加入酒精，單獨萃取出芳香成份，最後將固體的雜質進行過濾，等酒精揮發完成形成精油。較常用於昂貴的花瓣類精油，以溶劑萃取的花瓣類精油氣味較濃郁，如茉莉、玫瑰、乳香等。

浸泡法

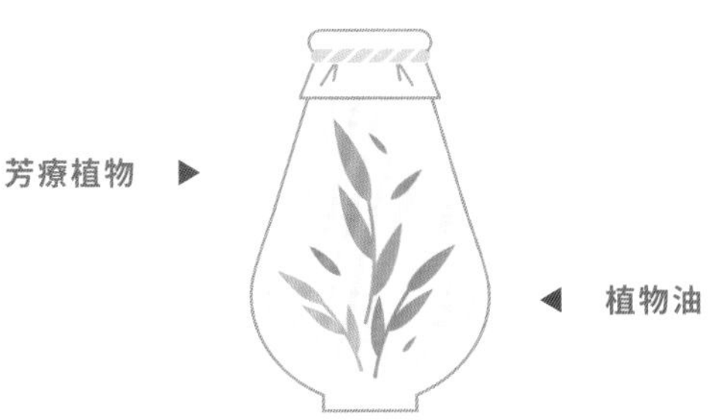

此方法適用於：植物浸泡油

將植物浸泡在植物油中可以將植物精華成份完全釋放在植物油裡，就成為含有精油成份、有療效又好用的植物浸泡油。方法是把曬乾的香草植物放在乾淨能透光的瓶裡，依照植物油：油 =1:3 的方式加入植物油確保完全蓋過植物，在有陽光斜照的室內放置，每天搖晃兩次，持續兩週至一個月便完成。可以用來按摩用途和做產品，如金盞花油，胡蘿蔔油、月見草油、聖約翰草油等。

07
身體是怎樣吸收精油？
How does our body absorb essential oils?

Answer

身體一般會經由呼吸系統、皮膚吸收和口服三個途徑吸收精油。

身體一般會經由呼吸系統吸收 、從皮膚吸收和從口部吸收三個途徑吸收精油。

從呼吸系統吸收

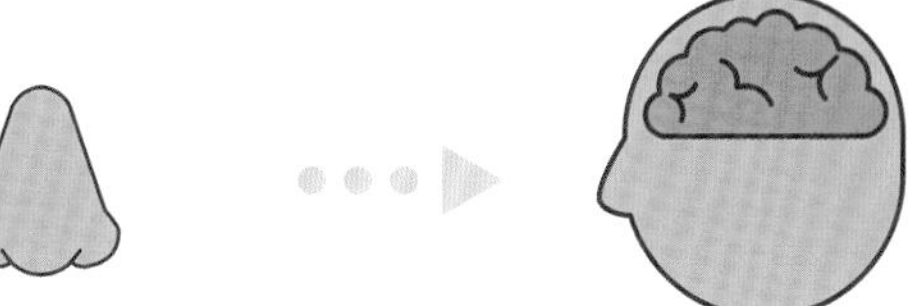

透過吸入法，部份精油成份會從鼻子、氣管、支氣管、肺部黏膜和空氣一起吸入體內， 經過嗅覺神經細胞傳到腦部，傳達到腦部的精油最後會抵達下視丘，下視丘主要負責調節內分泌、交感神經的機能，調節情緒。另外有些精油會利用肺泡在進行氣體交換時，透過微血管進入血液，最後帶到全身。

從皮膚吸收

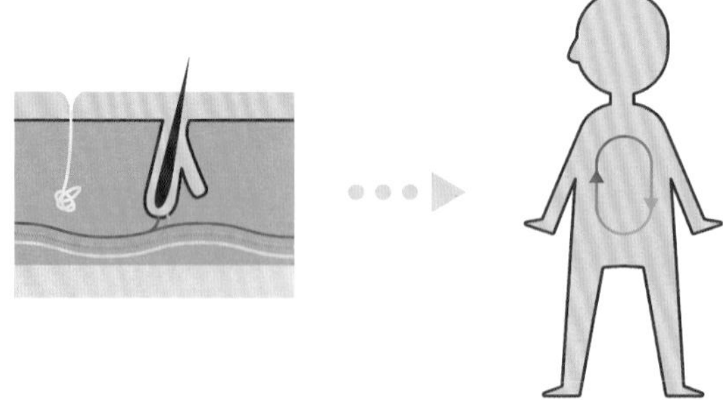

精油的分子很小，親膚性強，容易被人體的皮膚吸收。透過毛細孔、汗腺、皮脂腺進入真皮層的微血管和淋巴管，隨著血液循環輸送到身體各處，從而作用在各個組織和器官，所有精油最終會去到肝和腎去代謝。

影響皮膚吸收精油速率的因素有表皮層厚度、溫度與濕度。表皮層厚度越厚，吸收會越慢，如腳跟位置；皮膚越薄，吸收會越快，如手腕位置；溫度越高，吸收得越快，如浸浴；按摩時，摩擦產生熱力，也會吸收得很快；皮膚濕潤也導致吸收快，因為水份會促進分子進入皮膚裡面。

從口部吸收

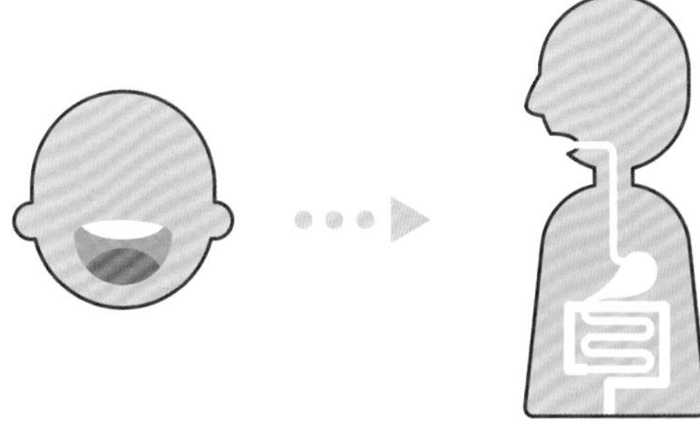

精油會部份經過腸胃道吸收，部份被肝臟代謝掉和隨著血液流到全身，到達目的器官。這種方法的吸收量非常高，風險也高，建議要請確保精油質量並在專業指導下安全使用。

08
如何使用精油？

How can essential oil be used?

Answer

精油的使用方法主要可透過：薰香吸入、外敷塗抹、身體按摩、泡澡沐浴的方法進入身體。

薰香吸入法

薰香吸入法是身體吸收精油最快的途徑。香氣對情緒能產生即時的影響，可幫助改善壓力、疲勞和抑鬱等狀態。同時對呼吸系統毛病，如：鼻塞、喉嚨痛、咳嗽等都有良好的治療功效。吸入法又可分為：（1）薰香式，（2）熱水蒸氣式，（3）手帕式，（4）手掌摩擦式，（5）噴霧式。

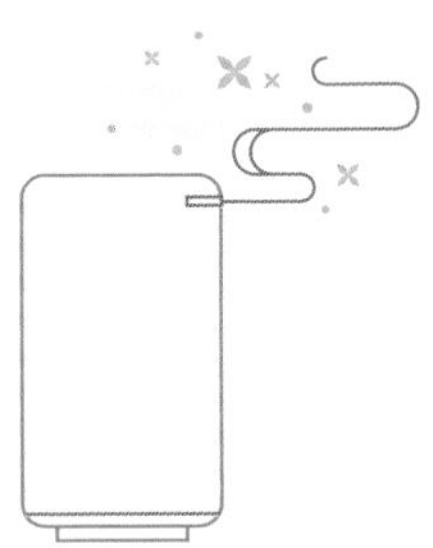

（1）薰香式

使用擴香機擴香。精油是高揮發性的物質，在室溫中就可以慢慢散佈整個屋子。選擇精油的滴數可根據室內大小和個人喜好而定，約 5 平方公尺的空間，通常可加入 5-6 滴精油，空間較大的地方如客廳，最多使用 8-10 滴已經非常足夠。薰香的空間注意不可以密封，要保持通風對流。

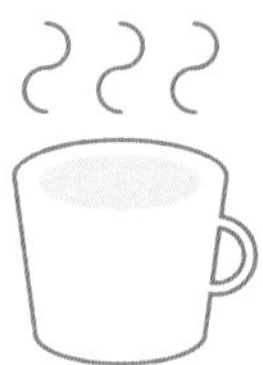

（2）熱水蒸氣式

將精油直接滴入一盆熱水中，然後用大毛巾蓋在頭上也覆蓋熱水，讓蒸氣能集中圍住臉部。適合呼吸道感染的情況，一天可重複 2-3 次，每次 3-5 分鐘。

鼻塞可以用水杯裝一杯熱開水，滴 1-2 滴精油，隨著熱氣上升，鼻子靠近吸入精油蒸氣。特別注意：氣喘病患不宜使用。熱水蒸氣式也有深層清潔面部污垢和改善情緒的好處。

（3）手帕式

將精油直接滴在手帕或面紙上，輕鬆使用在開會、開車、旅行、上班、睡覺時。如睡眠期間，建議可以滴 2 滴真正薰衣草精油在紙巾上，放在枕邊，有助進入甜美夢鄉。如開車時，建議可以滴 4-6 滴薄荷精油在紙巾上，放在出風口，幫助提神醒腦。也可以在坐飛機期間，直接滴 1-2 滴喜歡的精油在口罩上，有助消除疑慮。

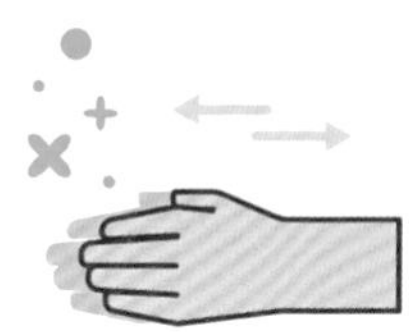

（4）手掌摩擦

將 1-2 滴精油直接滴在手掌上，揉搓雙手後，把手覆蓋在口和鼻子上慢慢進行吸氣。適用於緊急情況如心慌、急躁、鬱悶、暈船等，有助改善疲倦、提振精神。注意避免接觸眼睛，如果不小心碰到眼睛感覺刺痛，立即使用植物油稀釋作塗抹，灼熱感會慢慢消失。

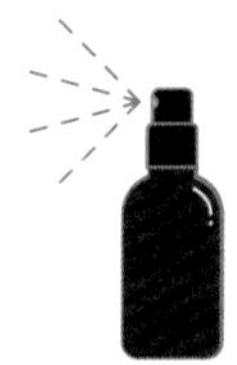

（5）噴霧式

在 100 毫升的噴霧瓶中加滿純水後，加 10-20 滴精油，搖勻後使用，有助空氣淨化、能量淨化和安撫情緒。注意由於精油不溶於水，每次都需要搖勻後使用，直接噴於身體的時候要保持遠一些的距離。

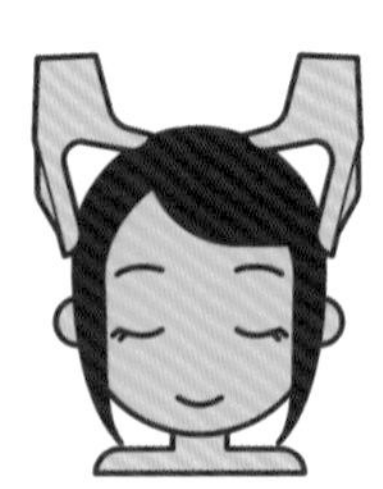

按摩法

按摩是通過接觸而達到治療功效。植物油可以稀釋任何精油，一般用植物油配搭幾滴精油就已經足夠。在按摩時，身體除了吸收精油的治療特性外，還能獲得身、心、靈的健康和平衡。按摩又可分為全身按摩、局部按摩和局部塗抹。

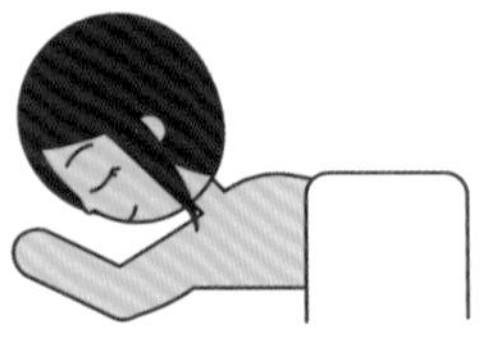

（1）全身按摩

全身按摩參考的濃度是 1-3%。成年人全身按摩的濃度是 2.5%-3%。前者即 25 滴精油加入 50 毫升的植物油。後者即 30 滴精油加入 50 毫升的植物油。

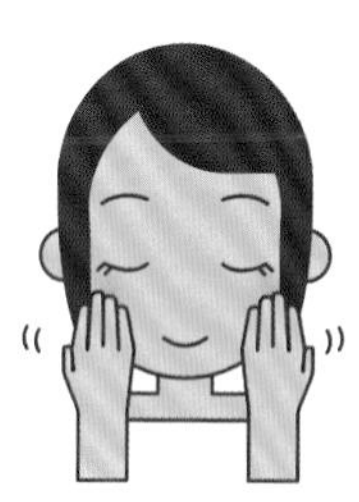

（2）局部按摩

局部按摩在參考濃度是 2.5-3% 或 5%。臨床上一般會用 5%，即 50 滴精油加入 50 毫升的植物油。面部按摩是 0.5-1%。局部按摩有時也會用 2.5% 的按摩膏，即 15 滴精油加入 30 克按摩膏。

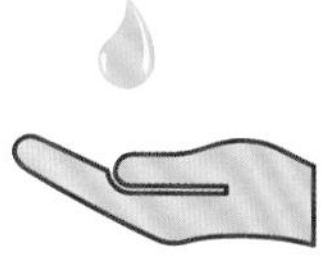

（3）局部塗抹

局部塗抹是稀釋精油後進行塗抹就能吸收，不需要按摩。

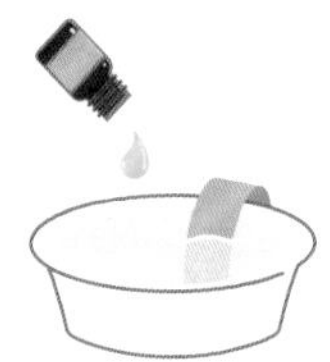

濕敷法

濕敷法是將精油與水混和，用毛巾吸水後扭乾，敷在患處。一般建議使用 10 滴精油混和 200 毫升清水，用量視乎精油刺激程度。濕敷法分為熱敷法和冷敷法。

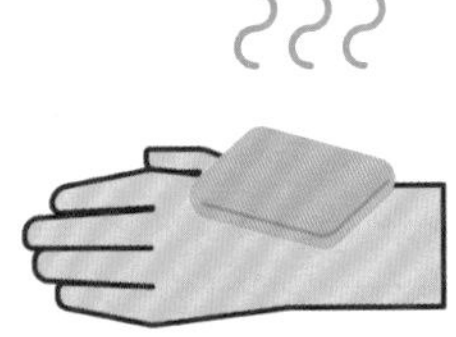

（1）熱敷法

熱敷法是將 4-6 滴精油直接滴入熱水盆中攪拌均勻，用毛巾浸濕後敷於患處就能改善症狀。適用在舊患，如長期肌肉痛、關節痛、經痛、宿醉和牙痛等情況。

用植物油稀釋精油，塗抹在患處，然後用熱袋、暖袋或紅豆袋進行熱敷，這個方法也是熱敷法。

紅豆最適合用作熱敷。留意，若使用純棉布袋放入紅豆，每次需要熱力的時候，放入微波爐 2-3 分鐘即可使用，熱力可以維持 1-2 小時。

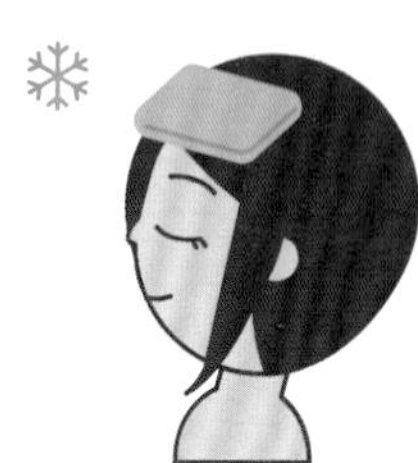

?

（2）冷敷法

冷敷法是將 4-6 滴精油直接滴入冷水盆中攪拌均勻，用毛巾浸濕後敷於額頭上，嚴重的話可再加冰袋降溫，約 15 分鐘就能改善症狀。適用在新患，如剛扭傷、腫脹、頭痛及發熱等情況。

用植物油稀釋精油，塗在患處，然後用冰袋進行濕敷，這個做法也是冷敷法。

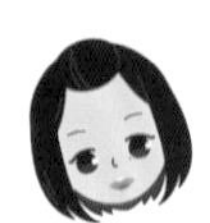

鹽可以消炎殺菌；白醋可以軟化皮膚；牛奶可以美白滋潤；糖可以滋潤皮膚。

泡澡沐浴法

泡澡沐浴要在浸泡前先用牛奶、醋、糖或鹽作為稀釋的媒介，再放入水中攪拌均勻。水溫建議控制在 37-39° C 為佳，因為過高的水溫會使精油揮發太快且容易使人疲勞。泡澡沐浴法又分為手、足浴、全身浴和半身浴。

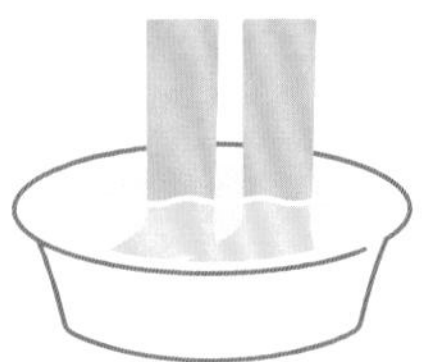

（1）手、足浴

手、足浴要先用牛奶、醋、糖或鹽作為稀釋的媒介，稀釋 3-5 滴精油在暖水中，浸泡約 10-15 分鐘，再用乾毛巾擦乾即可。適合風濕關節痛、皮膚炎、靜脈曲張等症狀。

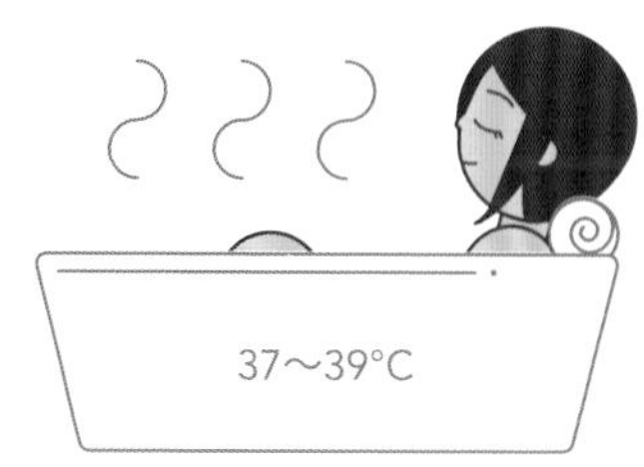

（2）全身浴

全身浴是先用牛奶、醋、糖或鹽作為稀釋的媒介，時間建議為 15-20 分鐘，一週 1-2 次。適用於疲勞、風濕關節痛、體質調整、婦科感染、泌尿系統感染、香港腳、助眠和減肥等問題。如：甜馬鬱蘭、甜橙和生薑可以緩解肌肉痛，促進睡眠；葡萄柚、杜松漿果可以排負能量。

（3）半身浴

半身浴精油量要少，稀釋 3-5 滴精油，浸泡約 15 分鐘，適合於下體炎症，如痔瘡建議檸檬加絲柏，加速收斂痊癒；尿道感染、尿道炎、陰道炎建議用佛手柑加茶樹，消炎殺菌，促進健康恢康；便秘建議甜橙、生薑和甜馬鬱蘭，促進消化排便。

09

精油的吸收速度和頻率有什麼關係？

What is the relationship between the absorption speed and frequency of essential oils?

Answer

一般而言，頻率越高的精油，分子越小，皮膚吸收快，停留在體內時間短，薰香時揮發性也很快。反之亦然。

精油的分子非常小，1 滴精油大概擁有 40000 個芳香分子，精油透過塗抹的方法接觸身體後，約 3 秒會到達表皮層，6 秒到達真皮層，3 分鐘進入皮下組織，約 20 分鐘到達血液跟隨血液做一個全身的循環，從而到達目標器官，並會根據精油的揮發性特點，一般在體內停留 6-8 個小時左右。

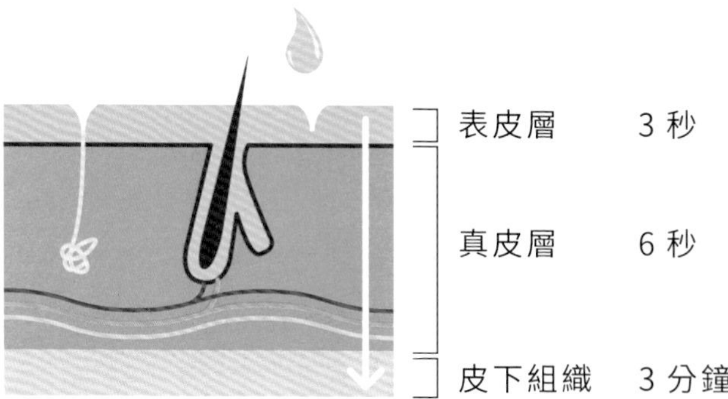

09

精油的吸收速度和頻率有什麼關係？

法國香水家查爾斯皮塞爾 Septimus Piesse 將香薰的揮發性放到五線譜，分為高音油、中音油和低音油，即高、中、低三種頻率。我們身體上每個器官和部位也有頻率，因此，精油的頻率會與身體內的頻率可以互補。

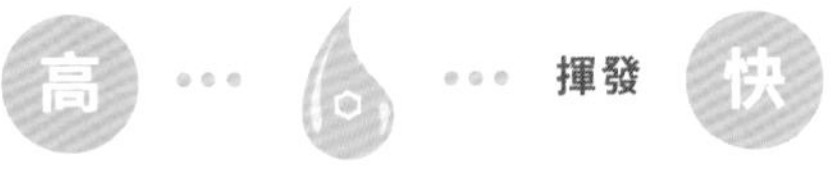

高音油的芳香分子比較小，主要用於神經、表皮、情緒，具有刺激和提神的作用，當吸入精油之後，就能馬上發生作用。接觸皮膚大約 3 秒鐘，會馬上滲透皮膚，效果長達 24 小時，擴香吸入大約 20 分鐘內會揮發完。高音油常見在橘子類，如檸檬和葡萄柚；青草類如檸檬草和茶樹。揮發性強，儲存時間為 1 年，開封後放著不使用也會揮發。

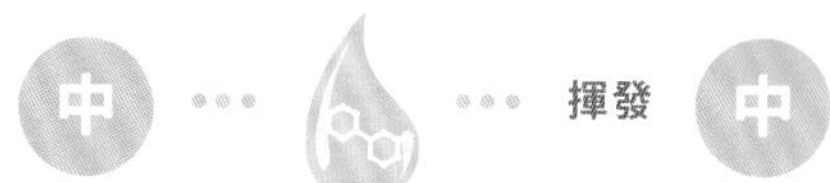

中音油主要針對胸腔各器官、真皮、身體的新陳代謝、消化系統、女性的生理狀況。接觸皮膚約10-15分鐘會滲入身體，效果長達2-3天，擴香吸入約1小時內會揮發完。中音油常見在香料類的精油，有薰衣草，天竺葵等。

?

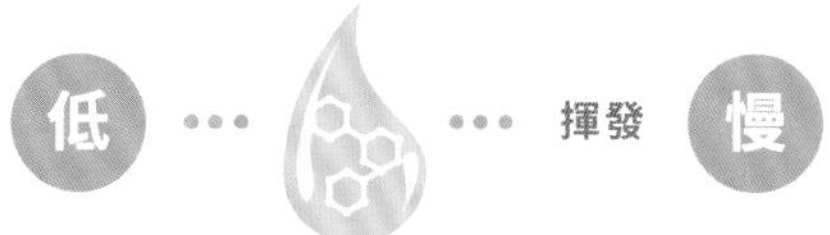

低音油的芳香分子比較大，揮發得很慢，是持久效果的精油。主要用於腹部、人體下部器官、皮下組織、四肢，具有安撫神經、平和情緒的功效，接觸皮膚10-15分鐘後就會滲透皮膚，效果高達7天，擴香吸入時可在2-4小時內揮發完。低音油常見在花香類、木質類、樹脂類的精油，如檀香和乳香，它會在你身體停留很長時間，深化效果。

10 精油如何在體內代謝？

How is the essential oil metabolized in the body?

Answer

無論透過嗅覺、皮膚或是口服進入身體，精油最終都會進入血液中循環到肝臟進行代謝，最後透過汗水、尿液和呼吸等途徑排出體外。

精油由於分子極小，滲透能力強，藉由塗抹或按摩，即使很少量也能很快進入皮膚的微血管，繼而快速到達身體各個地方。

實驗指出，用薰衣草調和植物油後，輕輕在腹部塗抹，經 25 分鐘後，可測試出血液中含有沉香醇和乙酸沉香酯，表示薰衣草的分子在短時間裡已經被人體吸收。過了 2 小時後再次驗血發現已經沒有這兩種分子，表示身體吸收精油後再排出體外，一般而言，正常代謝需要 2 個小時。

精油不論是經由氣態或液態的方式進入身體，最後都會進入血液循環，到達肝臟，最後再由身體器官或組織，如皮膚的汗水；腎臟的尿液；肺部的呼吸排出體外。精油在我們的身體中不會被當成營養素，但要注意安全的使用方式和劑量，小孩子肝腎發育未成熟，更應注意使用劑量和頻率。

在日常生活中，盡可能透過泡澡、泡腳的方式溫暖身體，從而達到加速血液循環，達到流汗的效果，也注意平時要喝足夠的暖水，讓精油完成重要的工作後，可以順利排出體外。

11

芳香療法和西藥、中藥，在療癒上的分別？

What is the difference between aromatherapy, western medicine, and Chinese medicine?

Answer

西醫通常是對抗致病因子，中醫和芳香療法較屬於自然療法，較注重預防和身心靈的調和。然而中藥和精油的最大差異在於濃度，精油的濃度比起草藥要高 100-10000 倍，因此具有更加強大的效果。

西醫強調人類健康需要驅除所有致病因子，常使用西藥以消滅或切除病徵的方式來進行治療。中醫使用的中藥和芳香療法使用的精油，都屬於「自然療法」。

芳香療法和中藥一樣， 都是利用植物的力量，從病因著手，幫助人體改善身心不適、預防疾病，採取整體療癒，並且強調身心健康。因此從這一點來看，中醫和芳香療法的治療目的是相同的，可稱為中西合璧的典範。

觀看人類的歷史，會發現人類自古以來都是利用植物的療癒力量，解決人體各種症狀。在西方國家使用精油做療癒已經有 3000 多年以上的歷史。在中國，從《神農氏本草經》、《本草綱目》開始記載用植物草本中藥治病。

精油和中藥都是採取於植物的花朵、葉子、果皮、種子、樹脂、木材、樹根、莖部等部位。植物中的營養也會受到產地、氣候、海拔、肥料、收割等因素的影響。

11

芳香療法和西藥、中藥，在療癒上的分別？

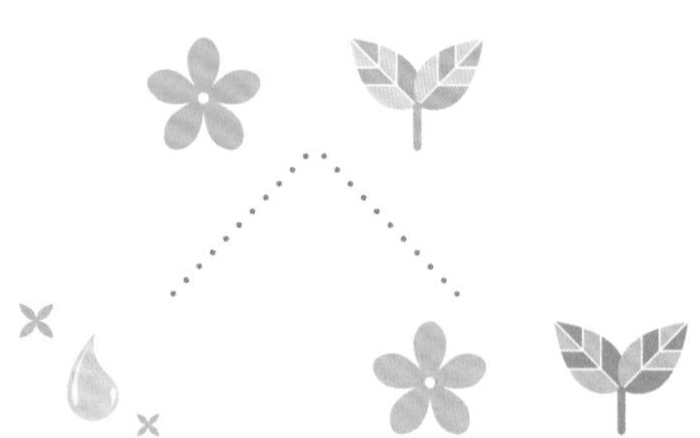

精油是從非常多的植物量，並透過不同的萃取方法提煉出來的高濃縮物質，而中藥大多數是充分曬乾的物質；精油可以擴香、塗抹、泡澡等方式，只要注意濃度就可以自行使用。

中藥則必須得到中醫的處方，再透過煎熬或把藥劑泡開才能使用；精油的分子極小，且具脂溶性，很快被吸收後對人體發揮影響力，中藥需要一段時間適應、調理和吸收；精油保留原植物的香氣，是顧及美麗的治療方式，同時也是媽媽們照顧小孩的好幫手，中藥是已經被曬乾的藥材，大部份都是乾澀、甘苦的味道，小孩子未必容易接受。

中藥除了植物藥外，還有動物藥如鹿茸；甲殼類的珍珠；礦物類如龍骨，這些成份精油是沒有的。

精油的濃度比起草藥要高 100-10000 倍

大多數的草藥都能夠萃取成精油，而草藥與精油最大的不同在於濃度。精油的濃度比起草藥濃度要高出 100-10000 倍，具有更加強大的力量。

芳香療法不是藥物，因此不能取代正規的醫療方式。但它是輔助預防保健最佳的選擇，是唯一可以對「身丶心丶靈」有助益的草本植物精華，也是在療癒過程中還能兼顧美感的一種自然療法。

雖然精油和中藥有融合的地方，也各有特色，但精油的效果在很多情況下比天然中草藥更強，與處方藥物不同，精油很少會產生不良反應。運用療癒級的單方精油或用植物油調配成的複方精油也會有很好的療效。如果能結合好中醫和西方芳療的經驗，就能在運用上更具完整性了。

2 Chapter

精油與植物油

Essential oils and carrier oils

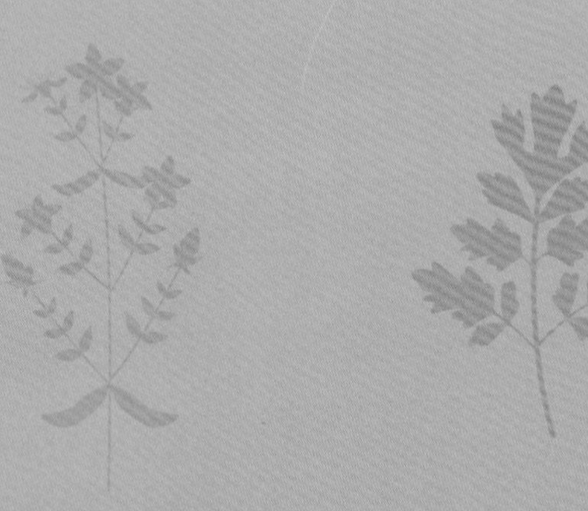

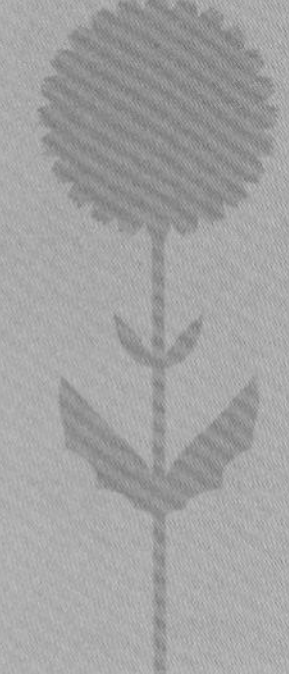

12
單方精油是什麼？
What is a single essential oil?

Answer

單方精油是由單一種植物的特定部位經由特定方法萃取出來，未與其它精油混合，不做任何加工，屬於 100% 的純精油。

單方精油，稱為 100% 的純精油，是從單一種植物特定部位萃取出來的精油。單方精油不經任何加工也沒有和其他精油混合，一般具有較為濃郁的本植物氣味，並且具有特定的功效和個性特點。

通常我們透過單方精油的名稱就可直接知道精油的成份，例如：薰衣草、薄荷、檸檬等。這些單方精油都是直接以植物的名稱去命名的。

單方精油也可依照植物分類。柑橘類如：檸檬、甜橙等；花香類如：橙花、天竺葵等；草本類如：迷迭香、薄荷等；樟腦類如：尤加利、茶樹等；辛香類如：黑胡椒、生薑等；木質類如：檀香、絲柏等；樹脂類如：乳香、沒藥等；土質類如：廣藿香、岩蘭草等。

每一種單方精油都有明確的功能性，所以掌握芳香植物的特性並熟悉它本身的療癒力後，在使用上會非常方便。單方精油可直接單獨作薰香使用，也可以經植物油稀釋後塗抹在身體上。也可以根據味道、功效等需要調配成複方精油。留意除了茶樹精油和真正薰衣草精油外，100% 的純精油不建議直接在皮膚上使用。

13
複方精油是什麼？
What is a blended essential oil?

Answer

複方精油是由兩種或以上的單方精油混合而成，精油之間彼此相互協調，相輔相成，調配適當的話有增強療效的作用。

複方精油符合個性化的需求，每一種單方精油都有自身的功效，但為了達到特定目的，會將兩種或以上的單方精油混合成為複方精油使用，這可視作像調配中藥一樣理解，精油與精油之間會相互協調，有增強療效的作用。

例如單單是失眠的問題，都有著許多成因引致。有人的失眠原因是因為精神壓力所致，使用的複方建議選擇甜橙混合苦橙葉進行塗抹或擴香，能鎮靜精神；有人的失眠原因是生活節奏急促，使用的複方建議選擇羅馬洋甘菊混合安息香進行塗抹或擴香，能安撫情緒同時喚起內心的寧靜感。有人失眠的原因是因感冒鼻塞導致的不舒服，使用的複方建議選擇尤加利混合真正薰衣草，有效地使呼吸暢順又能放鬆安眠。因此，在實際應用的時候，精油通常會調配成複方去使用。

留意複方精油與複方精華油是不同的。複方精油是由兩種或以上 100% 的純單方精油所混合而成，使用這些複方精油時需要自行用植物油稀釋才使用在皮膚上；而複方精華油則是已預先使用植物油按一定的比例進行稀釋過，正常情況可以直接使用在肌膚上。因此，在購買前請先了解清楚產品標籤及使用方法。

14 植物油是什麼？

What is carrier oil?

Answer

植物油又稱為基礎油或基底油，主要用來稀釋精油，作為精油的載體使用以增加皮膚的吸收面積，使精油有效地滲透皮膚。

植物油又稱為媒介油、固定底油、基礎油、基底油，英文為 Base oil 或 Carrier oil。因為只用含植物成份，所以叫植物油。

植物油是從植物的種子、果肉以冷壓方式萃取出來的天然油脂，保留豐富的脂肪酸和營養成份，具有保養皮膚的功效。

植物油作為精油的載體使用可以增加皮膚的吸收面積，使精油能更有效地滲透皮膚。植物油能稀釋純精油的高濃度，達到安全又有效地吸收精油的效果，同時緩衝純精油對人體的刺激性，降低過敏發生的機率，當然也可以減少精油的浪費。植物油沒有太大的氣味，屬於脂溶性，不溶於酒精、不易揮發。

每一種植物油也有自身的功效，只用植物油而不加精油，已經有一定治療效果，一般植物油可以直接當按摩油使用，通常味道都比較淡，可搭配自己適合和喜歡的精油使用。使用植物油就好像是調配複方精油一樣，需考慮自己的膚質、使用的部位以及需求，比如修護、保濕、調理、抗皺等，從而選用不同功效的植物油做組合。常見的植物油有杏核油、酪梨油、胡蘿蔔油、榛果油、玫瑰果籽油、甜杏仁油等。

15

料理用的油可以當作按摩油來使用？

Can cooking oil be used as massage oil?

Answer

雖然同樣是植物油，但由於萃取方式的不同，功效也不同，因此料理用的油並不能當作按摩油使用。

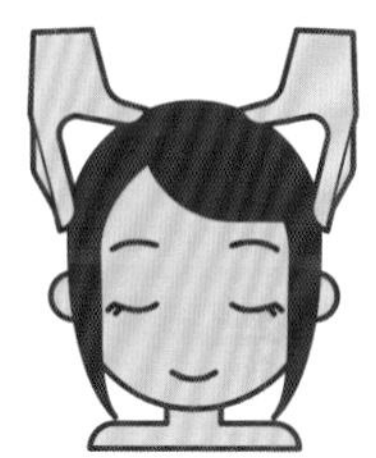

料理用的油不建議當作按摩油使用。用於芳香療法的植物油必須經過冷壓方式萃取出來，有嚴格的生產工藝要求，萃取出來的植物油保留了豐富的脂肪酸和更全面的營養成份。料理用的植物油是冷壓後通過加熱萃取的，能耐高溫，能久存，取油量多，且精煉過，適合各種烹任料理，價格相對也比較便宜，但用在皮膚上就不好吸收。

使用按摩油的主要目的是稀釋高濃度的精油、緩衝精油的刺激性、讓精油更好更有效地吸收、在按摩的時候身體有潤滑的舒適感。一般用在皮膚上的植物油是冷壓初榨第一道的油，不耐高溫，不能常見光，沒有穩定劑，但它營養成份完整，保留豐富的「雜質」，也是自然中珍貴的天然的成份，容易吸收，而且水溶性和脂溶性的維生素保留得多，由於出油量少，油質也比較新鮮，保留好原始的味道和顏色，所以價格也會貴很多。

16
怎樣選擇按摩用的植物油？

How to choose carrier oil for the massage purpose?

Answer

按摩使用的植物油分為可以 100% 使用和不可以 100% 使用。

按摩涉及到植物油的延展性，意思是油要能輕易地被推開。因此用於按摩的植物油會分為 100% 直接使用的基本基礎油和不可以 100% 直接使用的功能性植物油。前者具有延展性，方便在進行按摩的時候能推動。後者延展性低，在進行按摩的時候因為太黏不好推，又或推幾下就被身體吸收，不利於按摩，因此不建議單獨使用。

可以 100% 使用在臉和身體的植物油：

甜杏仁油、荷荷芭油、杏核仁油、葡萄籽油、桃核仁油、向日葵籽油。它們的質地相對比較薄，顏色清淡，幾乎沒有什麼味道，延展性高。

不可以 100% 使用在臉和身體的植物油：

牛油果油、月見草油、玫瑰果籽油、小麥胚芽油。它們質地相對比較厚，顏色較深，質地黏稠，活性成份較豐富，在使用功能性植物油調配時，建議比例在 10%-20% 之間，並搭配基礎油使用，有效調整使用質感。如 90% 的甜杏仁油加入 10% 的玫瑰果籽油，兩者相加就是 100%。

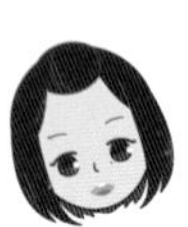

每一種植物油本身也具有不同的治療效果 *

杏核油	保濕和改善膚質。
酪梨油	對於敏感易受刺激的肌膚有抑制發炎的效果。
胡蘿蔔油	一種天然的防曬物，能夠過濾紫外線的輻射。
榛果油	促進肌膚的再生，有效防止老化，擁有優異持久的保濕力。
玫瑰果籽油	有效改善疤痕、痘痘，保持皮膚水份功效卓越。
甜杏仁油	對面皰皮膚有調理作用，對富貴手的敏感性皮膚有保護功效。
琉璃苣油	對皮膚發炎敏感如濕疹、乾癬、皮膚乾燥發癢、痘痘，有改善作用。

葡萄籽油	保護皮膚免受紫外線損害，滋養皮膚，減少皮膚病和皺紋，消除疤痕。
小麥胚芽油	滋潤性強，可淡化細紋、妊娠紋、疤痕，增加肌膚濕潤力。
月見草油	對滋潤肌膚、改善濕疹、異位性皮膚炎、傷口癒合有極佳作用。
橄欖油	促進膠原增生、保持肌膚彈性、柔軟潤澤肌膚、具有抗衰老的效用。
荷荷芭油	對發炎皮膚、濕疹有治療的效果，對乾性皺紋肌膚可恢復活力光澤。
夏威夷核果油	具有很強的滲透力，對於老化肌膚的復原有很大的益處。

* 使用前，請先按實際情況諮詢專業芳療師及家庭醫生。
此表並非完整，只列出常見的植物油。

17

剛開始接觸芳療可以從哪些精油入手？

Which essential oils can I start with?

Answer

建議可從自身喜歡的香氣開始入手，或根據精油的功能性去選擇當下所需的精油。

剛開始接觸芳療建議可從自身喜歡的香氣開始選起，同時亦可以根據當下身體的需要，從精油的功能性角度出發去挑選。

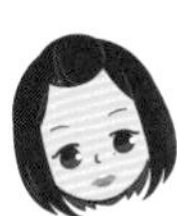

選擇入門的精油可以選擇一些用途廣泛、氣味大眾能接受、價格得宜、沒有使用危險的精油。一般居家常備精油建議選擇：

檸檬精油	茶樹精油	澳洲尤加利精油
迷迭香精油	絲柏精油	真正薰衣草精油
薄荷精油	甜橙精油	羅馬洋甘菊精油

這幾種基本上都是日常必備，且互補性高的精油，彼此互相調配就可以有很多用途。就算是用作單一精油使用效果也非常好。

如果常常出差的話，建議選擇一些能淨化空氣、殺菌性強的精油，如茶樹、尤加利、綠花白千層等在住所擴香；工作壓力大的時候可以選擇一些使人開心、提升活力的橘子類精油，如檸檬、佛手柑、甜橙等進行局部塗抹或擴香。留意特別人士，如懷孕、蠶豆症等一定要謹慎選用精油產品。

18

療癒級精油、有機精油、香味級精油、人工合成精油有什麼分別？

What is the difference between therapeutic grade essential oils, organic essential oils, flavor grade essential oils, and synthetic essential oils?

Answer

療癒級精油可以達到醫療和食用級別，是質量最好的精油。

在選購精油的時候，可以留意到每一個牌子的精油瓶身標籤上，都會標註各自的產地和精油等級，市面上可買到的精油大致可分為療癒級精油、有機精油、香味級精油和人工合成精油四種類別。

療癒級精油	從挑選優質的種子開始，到種植的地區、收割、提煉、封裝、檢驗都有非常嚴謹的標準，所得出來的精油化學結構是完整和珍貴的，可以達到醫療和食用級別。
有機精油	通過精油的標準測試，但不完全包含植物裡珍貴的化學物。一般已添加了很大比例的植物油，可以直接用在面部和按摩的精油大多是這類精油。
香味級精油	出產的時候只為了提取植物香氣，雖然含有天然的香味但已經沒有療癒價值，如果單純是想從香味的選擇出發，選擇自己喜歡的是最重要的。
人工合成精油	人工合成的化學香精，通常是實驗室裡重新建構出來的新分子，長期使用可能會對身體和神經系統都有害，有些體質或嗅覺較敏感的人，會出現頭痛、頭漲、頭暈、作嘔作悶等症狀。

19

挑選精油產品時需要留意什麼？

What should I pay attention to when selecting essential oil products?

Answer

選購精油時，留意產品包裝，盡量選擇有信譽或固定銷售點的品牌。

精油作為療癒我們身心靈的產品，如果買到劣質的精油，不單沒有效果，還會危及健康。所以在選擇精油的時候要留意產品包裝、儘量選擇有信譽或者有固定銷售點的品牌，如果有具備產品專業驗證更好。

選購精油產品時應試聞香氣是不是和天然香氣接近，會不會有刺鼻、噁心、頭脹等反應。

產品包裝越完整越好，留意精油是否裝在深色玻璃瓶裡、清楚標示製造商、拉丁學名、純度、容量、保存期限、植物產地、萃取部位、萃取方式等。儘量挑選保有原進口包裝的產品，不但能看到更完整的訊息，也可避免在運輸過來後，被調換包裝，也避免有些廠商為了降低成本，在精油裡混入香精和塑化劑，延長精油壽命。

使用這些添加其他混合物的「精油」後不僅會傷身，甚至引發會氣喘、過敏、頭痛、頭暈、嘔吐等症狀。購買後有疑慮的話，請諮詢有經驗和可信賴的芳療師。

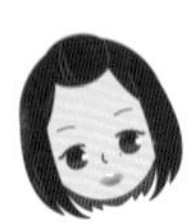

選購精油產品時，
要留意以下事項。

廠商	品牌名，可以容易搜尋得到，並了解到該品牌在社會上的認受性。
俗名	植物一般的稱呼，包括英文和中文。
拉丁學名	學術名稱，這是全球通用的稱呼，方便確認品種。
萃取部位、方法	花朵、果實等部位，成份不同擅長的療效也不同。
濃度	精油濃度一般是 100%，有些價格較高的精油會稀釋後再發售，如玫瑰，茉莉等的濃度可能是 3%-10% 不等，精油已稀釋後的價格會比較便宜。

原產地	不同產地，成份不一樣，價格也不一樣。
到期日	選擇有明確標示製造或使用期限的產品。
產品批號	蒸餾精油的序號，可以確認精油的履歷。
裝瓶地	可以看出是原裝還是分裝。
價格	如果精油產品價格過低要多加留意。
安全句語	要避免陽光，避免火源等。
在專賣店購買	具備專業知識的店家，諮詢再購買。

20

精油的原產地重要？

Is the place of origin important for essential oils quality?

Answer

在不同天然環境下孕育的植物所萃取出來的精油，即使品種相同，成份和效用也會有差異。

氣候、溫度、土質、水量、肥料、海拔對植物的生長都非常重要。植物在不同的環境生長會孕育出不同品質的植物，這些植物也有不同的特性。因此在不同天然環境下孕育的植物萃取出來的精油，成份和效用當然也會有差異。

產地的不同會影響植物與萃取出來精油的質量。即使同一品種的植物，在不同產地種出來的質量都不一樣。像玫瑰精油，很多國家都有，但出產的質量會不一樣，原因就是即便是同一棵植物，產地不同、氣候不同，種出來的植物質量就不同。目前保加利亞出產的玫瑰質量是相對高的。

當然並非同一原產地出產的精油都完全相同，比如法國普羅旺斯的薰衣草，長在低海拔 200-600 米是穗花薰衣草，主要做抗菌的功效；長在海拔 400-600 米之間的是醒目薰衣草，主要做肌肉痠痛的功效；生長在 400-1200 米的真正薰衣草，主要做減壓鎮靜的功效。

相同的植物還會依照它所生產的年份和季節的差異，成份也會有些不同。就好像葡萄酒一樣，即使在同一原產地生產，也會受到很多自然的因素影響，導致並不是每次都有一樣的收穫。儘管如此，精油和植物油的原產地還是非常重要的。

21

精油的價格是否越貴越好？

Will the expensive essential oil better?

Answer

雖然不是越貴越好，但可以肯定的是，精油是不可能太過便宜的。

精油的價格會因為產地、栽種方式、採收方式、萃取方式、精油量多少、純度濃度和稀有性等因素而改變。好的精油和等級較差的精油，單是療效的原因，價格就會有非常大的差異。但並非越貴越好，應該以精油的品質來判斷價格是否合理。

等級好的精油價格是根據植物所萃取出的精油量的多少、難易程度來定價。比較貴的精油，大多是花類，因為開花期短，收集不易，花瓣脆弱要提煉出香氣也有一定的難度，這些都是造成花類精油昂貴的原因。如玫瑰花苞只含有極少可被萃取的部份，約 5000 公斤的玫瑰花才能萃取出 1 公升玫瑰精油，可見玫瑰精油非常珍貴。所以茉莉、玫瑰、橙花、永久花這些都是知名度高的珍貴精油 。而草類精油近幾年因為氣候影響的關係，栽種不易，價格正逐年上漲。木類精油，因為不需要砍樹，價格相對也平穩，波動輕微。

檀香是由木材提煉，得油率很高，但是檀香必須是 60 年以上才有品質高的精油，東印度檀香的產量已經大量減少，甚至瀕臨絕種，主要產地印度也嚴密管制，所以真正的印度特級檀香顯得更為珍貴，價格亦每年上漲。另一些類似檀香香味的西印度檀香、印尼檀香、越南檀香，便宜些品質也差一些。但以上說的都是珍貴得有道理的精油。

22

如何分辨精油的真偽？

How to distinguish the authenticity of essential oils?

Answer

可以簡單地透過價格、味道、顏色、滴在水中和紙巾上的現象來作簡單的判別。

在氣味方面，通常天然的精油在嗅聞時，鼻子立刻會舒服，心情也會隨著愉快起來。如果味道單一且持續不變，那麼很大可能就不是天然的精油。

某些精油獨特的顏色也是分辨真偽的方法。以洋甘菊來說，它具有的「天藍巠」是珍貴的抗過敏成份。根據不同產地會有不同的顏色，德國洋甘菊是天空藍的顏色，有濃厚的藥味。而羅馬洋甘菊則味香濃郁，呈現深綠色。當你買到的洋甘菊精油是無色時，可能就是這個珍貴的成份已經被抽離出來做其他的抗過敏藥物了。

將精油滴在水中也能分辨精油的真偽。一般草類精油分子最輕，滴入水中會快速擴散，水面呈現浮油狀態；而樹脂類精油分子最重，滴入水中幾乎可以整滴完整地沉到杯底，不容易溶於水，但味道已經瀰漫了整杯水。洋甘菊也是花類中特別比水重的分子，會和樹脂類相似的沉到杯底，可以看到晶瑩剔透的墨綠色精油珠。

除了滴在水中外，也可以將精油滴在紙巾上。草類精油（迷迭香、茶樹等）分子細，能很快滴出來，在紙巾上會很快暈開；木類精油（絲柏、雪松等）滴在紙巾上暈開的速度較慢；樹脂類（乳香、沒藥等）分子大，滴在衛生紙上不容易化開。

23

可以純粹以喜歡該香氣作為選擇精油的標準？

Can we use smell as the standard for selecting essential oils?

Answer

一般你所喜歡的精油代表了你所嚮往的身心境界，剛好就是當下身體需要的精油。

當你聞到一種味道時，身體會傳遞訊號到腦部，並回憶甚至聯想到一些事情和感受，進而對這種味道有一些喜好。在安全劑量的前提下，當感受到愉悅和正向時，該精油通常就是適合你的精油。

只要遵守安全劑量為原則，都可以藉由香氣帶來美的感受，天然植物的氣味透過鼻子的嗅覺接收器，傳達至腦部掌管情緒的邊緣系統，會直接影響情緒， 使我們開心或振奮。

相關的精油會反映使用者的個性，也很容易會與使用者的身心問題相對應，也剛好就是身體所需要的精油。比如喜歡花類，像玫瑰、薰衣草，屬於較有進取心、有幹勁的類型；喜歡果實類，像香橙、檸檬，屬於忠誠、有創造性的類型；喜歡葉子類，如雲杉、松， 屬於理想化、為人著想的類型；喜歡木質類，如檀香、雪松，屬於可靠、有自信的類型；喜歡種子類，如芫荽、小茴香，屬於誠實、容忍的類型；喜歡樹脂類，如乳香、沒藥，屬於慷概、具說服力的類型；喜歡草本類，如迷迭香、羅勒，屬於感情豐富、踏實的類型等。因此，一般你所喜歡的精油常常也代表了你所嚮往的身心境界。

24

為什麼把精油塗抹在腳底會有很好的功效？

Why do we apply the essential oils on the soles of the feet have a good effect?

Answer

精油塗抹在腳底保養可以提升情緒、促進身體循環、增強身體免疫力。

腳底承受著整個人身體的重量，長時間在見不到太陽的鞋子內，是身體能量最容易循環不良的地方。腳底的汗腺豐富，皮脂腺少，因此比較容易吸收精油。曾經有一個實驗，在人體的腳底塗抹大蒜精油，10 分鐘後就可以在參與者的呼吸中測出大蒜味。

腳底是人體的反射區，是人體五臟六腑的位置，可以相對地投射於手、腳、耳朵以及身體上不同的器官。使用精油塗抹在某個特殊的反射點上如腳底、手和耳朵特定的部位，可以強化身體對應器官的功能。如果並不是太熟悉腳底的反射區，可將精油塗遍整個腳底和腳面，這樣也能有非常有好的效果。

用在腳底保養的精油推薦使用乳香、香脂、雪松和檀香精油，腳底的角質層厚，刺激性小，汗腺豐富，皮脂腺少，容易被身體吸收。此外，用已稀釋的精油泡腳，同樣可以達到通經活血，是精油迅速進入人體的好方法。

25

精油是怎樣對情緒發揮作用？

How do essential oils work on emotions?

Answer

精油能透過嗅球把訊息傳遞到大腦邊緣系統，從而改變我們的情緒。

嗅覺是最能夠激發和喚起我們情感的感官，它能帶出我們內在的情緒和相關的經驗，每個人對氣味的喜惡反應會取決於過去的經驗和情緒，它亦會影響我們的心情和行為。精油的芳香分子經由鼻子進入大腦，到達邊緣系統，亦能透過嗅覺刺激腦部節奏，平衡和調節我們的情緒。

鼻梁裡面有個嗅球，連著腦邊緣系統。當正在吸嗅精油的時候，香味分子溶在鼻腔上的黏液內，這個黏住的動作會刺激嗅覺的纖毛細胞，纖毛細胞把信息經過嗅覺神經去到嗅球位置，嗅球把信息經過神經傳到大腦邊緣系統，邊緣系統會刺激腦下垂體分泌荷爾蒙。

嗅覺之所以能影響我們的腦、思想和荷爾蒙，原因是香味分子可以去到大腦的位置。精油就是透過嗅球然後把訊息傳遞到大腦的邊緣系統。因此當我們使用精油的時候，除了影響生理也會影響心理。同時也可以幫助我們釋放出過往的記憶。

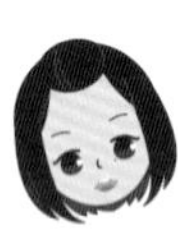

吸聞精油可以有效平衡和調節我們的情緒 *

心情焦慮、發怒、情緒低落	· 天竺葵精油 · 檸檬精油	· 真正薰衣草精油 · 杜松精油
工作壓力、工作過量、身心疲累	· 佛手柑精油 · 葡萄柚精油 · 杜松精油	· 薄荷精油 · 尤加利精油 · 真正薰衣草精油
集中注意力、頭腦清晰	· 佛手柑精油 · 檸檬精油 · 薄荷精油	· 迷迭香精油 · 尤加利精油 · 檸檬香茅精油
增強信心	· 佛手柑精油 · 杜松精油	· 芫荽精油 · 檸檬精油
改善記憶力	· 羅勒精油 · 檸檬精油	· 迷迭香精油 · 薄荷精油

增加社交自信	· 青檸精油 · 依蘭依蘭精油	· 玫瑰精油 · 茉莉精油
提升幸福感	· 茉莉精油 · 羅馬洋甘菊精油	· 玫瑰精油 · 甜橙精油
消除妒忌情緒	· 玫瑰精油 · 安息香精油	· 羅馬洋甘菊精油 · 絲柏精油
走出失戀打擊	· 茉莉精油 · 奧圖玫瑰精油	· 乳香精油 · 橙花精油
提升幹勁	· 豆蔻精油 · 檸檬精油	· 天竺葵精油 · 薄荷精油

* 使用前，請先按實際情況諮詢專業芳療師及家庭醫生。
此表並非完整，只列出常見的植物油。

3
Chapter

精油安全性

The safety use of essential oils

26 如何控制精油用量？

How to control the amount of usage?

Answer

通常使用 1-2 滴精油已經很足夠。使用在不同部位時也要根據狀況去調整濃度。

正常情況下每一瓶精油的產品標籤上都會列明精油的建議使用方法。並不是使用越多的精油的量功效就會越強或效果越顯著。精油是高度濃縮的植物精華，在大多情況下，使用 1-2 滴精油已經很足夠，使用過多除了造成浪費也會對身體造成負擔。

使用在面部時不能超過 1%，例如在 5 毫升的植物油中滴入 1 滴精油；用在身體護理時，女性不要超過 3%，例如 5 毫升植物油中滴入 3 滴精油；男士不要超過 5%，例如 5 毫升植物油中滴入 5 滴精油；兒童不要超過 2%，例如 5 毫升植物油中加入 2 滴精油。同時也可根據個人的身高、年齡、體質狀況而調整。

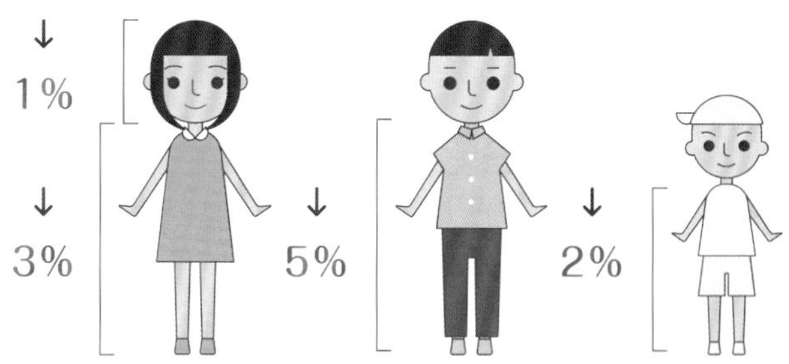

雖然精油的使用量會因個人體質不同而有分別，但可以肯定的是如果過量使用精油會增加不良反應的風險，同時也會增加肝臟的負擔。

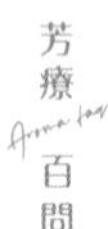

27

精油與藥物會否互相抵觸？

Will the essential oils and drugs contradict each other?

Answer

精油通常大多只會停留在體內 4 小時，需要服用藥物的前後 4 小時要避免使用。

使用精油與服用藥物之間建議要相隔 4 小時，有效降低互相抵觸的情況。天然的精油含有數百個天然化合物，選用品質好的精油，身體能吸收到所需要的成份，也容易通過汗腺、尿液等途徑排出體外。

藥物是從實驗室製成的化合物，會長期儲存在肝臟，最終還有機會引發其他病痛。大多數的精油公司會在蒸餾的過程加入添加劑或化學品，導致精油並非天然純正，如果身體長期使用了這些非天然的精油，對身體有害，因此要留意精油品質。

芳香療法在處理癌症末期病人的精神痛苦、疾病的預防或康復期間的支援都是非常推薦的，但作為芳療師的我們必須要承認，如果有重大疾病、處於就醫階段或正在使用醫生配方的藥物，建議在使用精油前先諮詢主診醫生，判斷是否選擇應用芳香療法。

28

使用精油會傷害肝臟？

Will essential oils harm our liver?

Answer

過量使用精油會加重肝臟負擔，甚至傷害肝臟。因此使用精油之後要多喝水，這樣會對身體的代謝作用有正面的影響。

精油存有數百種天然的分子，容易被身體吸收和代謝，在安全劑量的情況下使用精油（一般精油的標籤上都會清楚列明用量在 1-2 滴或 3-5 滴），精油分子會很快進入身體，找到它要傳遞訊息的細胞時，它會直接運作，最後會經由肝臟和腎臟代謝，排出體外。因此使用精油之後，多喝水也會對身體的代謝作用有正面的影響。

有的人誤會覺得多用幾滴會更有效，事實上過量使用精油可能會適得其反。例如使用 2-3 滴真正薰衣草精油進行擴香，可以很好地紓緩神經，有助睡眠，但如果滴入 8 滴以上，反而變成興奮劑，讓你更精神；玫瑰精油有活血的功效，可以促進血液循環，但過多使用會容易使皮膚出現紅點甚至敏感；檸檬精油有美白的作用，但因為有吸光的特性，過多使用容易產生「光敏反應」，容易曬黑和傷害皮膚。

此外，過多使用精油使皮膚表面無法正常地進行新陳代謝，導致皮膚變黑也容易灼傷皮膚。當過多的精油進入身體後還會加重肝臟負擔，甚至有傷害肝臟的危險。

29
精油可以直接接觸皮膚？

Can we apply essential oils directly on skin?

Answer

精油具有刺激性，即使使用時沒有發現任何問題，建議不要用精油直接接觸皮膚。

精油具有一定的刺激性，特別是純精油，所以建議不要經常直接接觸皮膚，即使使用時沒有發現任何問題，但要留意長期使用有機會造成皮膚敏感。極端情況如一些刺激度高的品種，如肉桂精油，如果沒有稀釋的話，只要 1 滴，皮膚就會立即被灼傷。

雖然很多芳療學派都說只有薰衣草和茶樹被證實沒有刺激性，可以直接接觸皮膚。實際情況下，身體健康狀況會對精油的耐受性有差異，健康的人對精油的耐受性高，體弱的人對精油的耐受性低；而身體的四肢對精油的耐受性高，面部皮膚對精油的耐受度低。但安全起見還是應該小範圍使用或偶爾使用，盡量避免經常直接接觸皮膚。

特別提醒避免直接將精油塗抹在特別敏感的部位，包括眼睛、耳朵內、生殖器官和黏膜部位。如第一次使用精油，或對皮膚有刺激和過敏的疑慮，使用精油前先沾取少許已稀釋的精油塗抹在手背內以測試有沒有刺激反應，像發癢、發紅、發痛、發熱、起疹或其他不正常症狀，應立刻用大量植物油作稀釋。

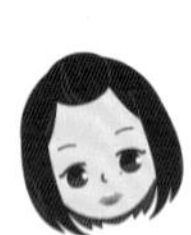

一些精油會嚴重刺激皮膚，容易造成皮膚敏感，要注意使用 *

丁香花精油	紅百里香精油
丁香葉精油	歐白芷精油
丁香芽精油	檸檬香茅精油
丁香莖精油	檸檬精油
肉桂皮精油	香蜂草精油
肉桂葉精油	馬鞭草精油

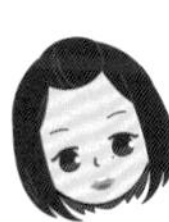

含有慢性中毒危險的精油，一定要低量和稀釋使用 *

鼠尾草精油	生薑精油
龍艾精油	檸檬香茅精油
百里香精油	檸檬精油
黑胡椒精油	馬鞭草精油
肉桂皮精油	肉荳蔻精油
香茅精油	薄荷精油
丁香精油	羅勒精油

* 使用前，請先按實際情況諮詢專業芳療師及家庭醫生。
此表並非完整，只列出常見的精油。

30
如何測試皮膚是否對精油過敏？

How to test if the skin is allergic to essential oils?

Answer

初次使用精油前建議先做一次皮膚敏感測試，如果沒有紅腫或其他刺激反應產生就可以放心使用了。

由於每個人的皮膚敏感度都不同，所以會導致皮膚過敏的精油也會不同。因此建議在初次使用精油前應建議做一次皮膚敏感測試，以棉花棒沾取稀釋的精油後，塗抹在身體較弱的皮膚，例如耳背、手肘彎曲處或手臂內側，等 30 分鐘後，如果沒有紅腫或其他刺激反應產生的話，就可以放心使用該精油了。

當然也會有例外情況，如果遇到皮膚出現敏感、搔癢、起水泡、噁心、頭痛、敏感，可能表示身體正在排毒或是有精油使用過量的問題。

有時候精油也可能會對於儲存在皮膚的化學品產生反應，從而引起皮疹或局部反應。如果皮膚有過敏反應，建議要立刻停止使用該精油，不能用水沖洗，應立即用棉球沾濕牛奶或植物油來擦拭其過敏部位，過敏情況便可以紓解。塗抹完植物油後，如果皮膚還是不舒服的話，建議使用羅馬洋甘菊純露濕敷。

31
多久可以使用一次精油？

How often can I use essential oils?

Answer

單一種類的精油盡量不可連續使用超過 3 個星期，避免身體對精油產生鈍化現象。

精油雖然可以天天使用，但如果每天只使用同一種精油，即使無害也會因為使用太頻繁而使身體對精油產生純化的現象，也就是身體會因為太常接觸某一種精油而失去療效。而有些精油在藥學屬性上是具有毒性的，長期使用的話有機會對肝、腎造成傷害。每瓶精油的產品標籤上都有列明精油的建議使用方法及次數，一般情況下，在身體上每日使用 1-2 次已十分足夠，有些精油則每日可以使用 3-4 次，而擴香則沒有限制。使用前請閱讀產品標籤上的指引或諮詢信賴的芳療師。

若要經常使用精油應遵循一些安全指引，例如單一種類的精油不可連續使用超過 3 個星期，過一段時間後才再用回原來的配方，目的是讓身體有適當的休息。在日常生活中，最好是 2-3 種精油交替使用，或是由多種單方精油調配而成的複方精油使用效果較佳。

精油的實際效能強大而顯著，只需少許的精油已能發揮到強大的效力，因此盡量避免使用過多而造成浪費，也避免使用過多而造成身體的負擔。

32 如何安全使用精油？

How to safely use essential oils?

Answer

使用純精油時建議要使用植物油稀釋，而具光敏性的精油使用後要避免曬太陽。

精油是從植物萃取出來的天然物質，含有高濃度的濃縮量，往往 1-2 滴就能發揮強大的功效，我們在使用精油的時候，需要準備植物油去稀釋精油，同時也要留意劑量。

精油的濃度很高，應避免接觸眼睛。如果需要用在眼周的時候，劑量建議是 10 毫升的植物油配 1 滴的精油，在塗抹的時候也不要離眼睛太近。

柑橘類精油如檸檬、佛手柑、青檸等柑橘類精油都有光敏性，使用後如果曬到太陽皮膚會變黑甚至引發皮膚問題，因此使用後一定要避免曬太陽，待在強烈光線下的環境都不適合。

單一精油不可持續使用，避免身體因習慣了這種精油，而導致效果減弱。如果身體長期都吸收這種成份，也容易對肝臟、腎臟造成傷害。因此同一款精油，持續使用建議最多不超過 3 個星期。

33
精油可以口服？

Can the essential oils be taken orally?

Answer

除非自己本身對芳療這個專業已具備相當的知識，或從有經驗的芳療師或醫生得到建議，否則千萬不要擅自服用任何精油。

口服精油這個課題在不同體系的芳療學派都有不同的主張。

英系芳療不提倡口服精油，強調利用精油作全身輕柔按摩，達到身體的身心靈平衡；法系芳療只支持少量口服精油，將精油當成藥品的概念，大眾能在藥局買到精油相關的藥品；德系芳療則力推居家芳香照護概念，提倡使用微量精油在芳香菜餚裡。

精油作為一種濃縮的物質，在選擇口服用時請勿直接把精油滴入口中，這種口服方式非常危險，未經稀釋的精油很容易直接損傷口腔、咽喉、食道、胃壁黏膜，甚至引發全身性的嚴重過敏，並且會加重肝、腎等排毒器官的負擔，所以使用方式和劑量是要非常謹慎的。

不管你崇尚哪個芳療體系，除非自己本身對芳療這個專業已具備相當的知識，或是從有經驗的芳療專家或是醫生得到建議，否則千萬不要擅自服用任何精油。

34

精油進入眼睛怎麼辦？

What should I do if the essential oil enters the eyes?

Answer

正確的處理方法是立即使用植物油稀釋。

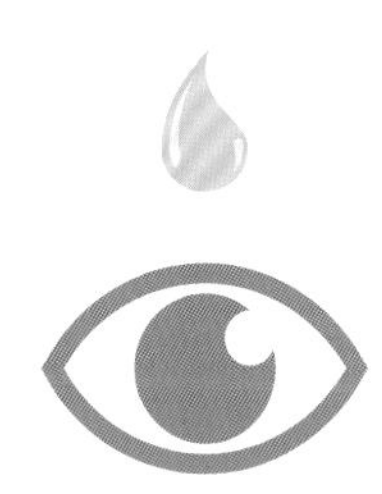

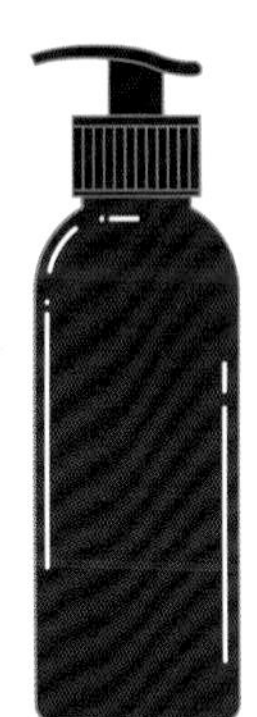

稀釋後的精油也絕對不可以碰觸到眼睛。如果不小心將精油濺到眼睛裡或者用沾有精油的手揉眼睛後，千萬不可以用水沖洗，這只會讓情況更糟糕，因為精油是脂溶性不溶於水。

正確的處理是要立即使用植物油稀釋，任何植物油都可以。如果沒有植物油，也可以使用廚房中任何一種烹飪用的橄欖油、葵花籽油代替。

使用方法是在眼睛周圍輕輕塗上植物油來減輕不適，植物油會融掉精油並滲透皮膚，然後進入循環系統，一般使用後 5 分鐘就可以紓解，倘若還沒有紓解的話，便要尋求專業醫療護理協助。

35 不同品牌的精油和植物油可以互相配搭使用？

Can different brands of essential oils and carrier oils be used together?

Answer

精油在不同品牌的混搭方面沒有嚴格的限制，關鍵是看產品標籤。

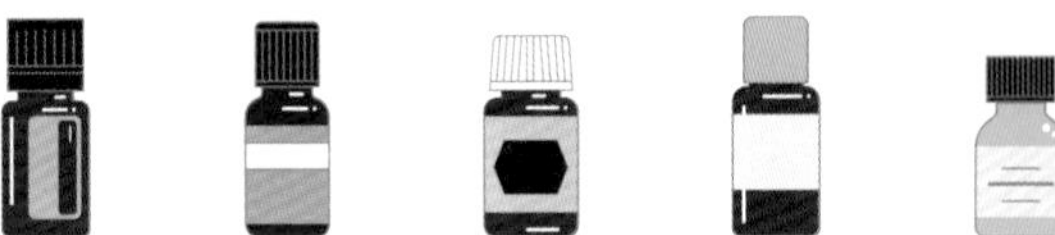

精油產品的標籤和包裝上會詳細列明精油的名稱、拉丁文、產地、萃取方法、生產日期等資料，亦會表示精油的級別，例如療癒級、有機等。列有這些資料都屬於正規的產品。正規的精油產品即使來自不同品牌也可以互相在一起搭配、調配使用。正規品牌的基礎油也可以用來調配其他品牌的精油。

有一些精油、植物油有經過有機的認證。通常這樣的精油會被限制不能添加合成色素、合成香料、合成油脂等非天然的成份，因此這樣的油品在品質上通常會比非有機的還要好。最好在使用這類產品的時候配搭同樣是有機的其他精油和植物油。當然，最理想的情況是只配搭同一品牌下的精油或植物油的產品使用。

?

36 使用精油後可以曬太陽？

Can we sunbathe after using essential oils?

Answer

使用具光敏性的精油後一定要避免直接去曬太陽，以免灼傷皮膚。

光敏性的精油，大部份是來自柑橘類精油，如佛手柑、葡萄柚、檸檬、甜橙、柑橘、青檸等，都含有和陽光或紫外線產生光敏反應的天然植物分子。例如呋喃香豆素就是一類光敏反應的物質，這類物質可以吸收紫外線的能量，並在瞬間釋放。

因此如果使用後去曬太陽，會有很大機會造成皮膚曬黑、黑色素沈澱甚至是灼傷。因此在使用精油後 12-18 小時內要避免曬太陽。

除了一些具光敏性的精油在使用後不能直接曝露在太陽底下外，大部份的精油都可以在白天作塗抹使用。具光敏性的精油不建議在日間使用，即使在日間使用後，要留意用衣服遮擋肌膚，不要直接曬到太陽。

在晚上使用光敏性的精油效果會更好，因為在晚上皮膚的新陳代謝比白天強，此時利用精油的排毒作用可以發揮到更好的效果。如果把光敏性的精油用於薰香，就沒有光敏的問題，可以放心使用。

37

為何懷孕初期不建議使用精油？

Why is it not recommended to use essential oils at the beginning of pregnancy?

Answer

懷孕初期身體的荷爾蒙會改變，因此在懷孕前 3 個月盡量不要使用任何精油。

一般來說，專業芳療師大多會建議懷孕前3個月不要使用任何精油。由於精油分子非常小，容易透過皮膚滲透到人體內，再加上懷孕初期身體的荷爾蒙會改變。而每個準媽媽的體質也不同，因此並不適合在身上塗抹任何精油，以免影響敏感體質的孕婦和胎兒。

有些體質很敏感的孕婦，光聞到某些氣味就有子宮收縮的感覺，有流產的風險，所以這些孕婦在懷孕初期亦不建議使用精油擴香。

如果懷孕前有用精油的習慣，而且並非敏感體質，可以從熟悉、喜歡的味道入手，只作低濃度的擴香，比如甜橙、檸檬、葡萄柚等都是對孕婦調節情緒有幫助的精油。

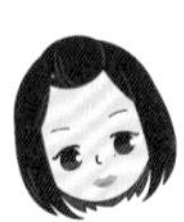

選擇精油擴香時要留意避免使用可通經的精油，如 *

醒目薰衣草精油	快樂鼠尾草精油
茉莉精油	依蘭依蘭精油

* 使用前，請先按實際情況諮詢專業芳療師及家庭醫生。
此表並非完整，只列出常見的精油。

38

精油一定要搭配植物油使用？

Is essential oil has to be used with the carrier oil?

Answer

將精油用於皮膚上時建議先使用植物油稀釋，作擴香的用途則可以直接使用。

如果要將精油塗抹在皮膚上，建議先將精油加在植物油裡稀釋再使用。除了植物油外也可以調和在無添加的乳液或乳霜裡充分攪拌均勻使用。

其實單純只用植物油塗抹在肌膚，也可以給予肌膚滋養和保護的效果，使肌膚柔軟有光澤。當然不同的植物油有著自身不同的修護功效，在選擇的時候針對肌膚狀況去選擇合適的精油和植物油作搭配也非常重要。

精油屬於脂溶性，調和在植物油裡可以稀釋精油從而減少皮膚的刺激，有些精油如果直接塗抹皮膚會有較強的刺激性，經稀釋就會變得很安全。稀釋後的精油既能嚴守精油的安全用量，又能擴大塗抹面積。精油具有揮發性的特徵，和植物油混合後，相當於用植物油鎖住精油分子，有效減慢揮發的速度，使精油停留在表皮更久，功效更顯著。

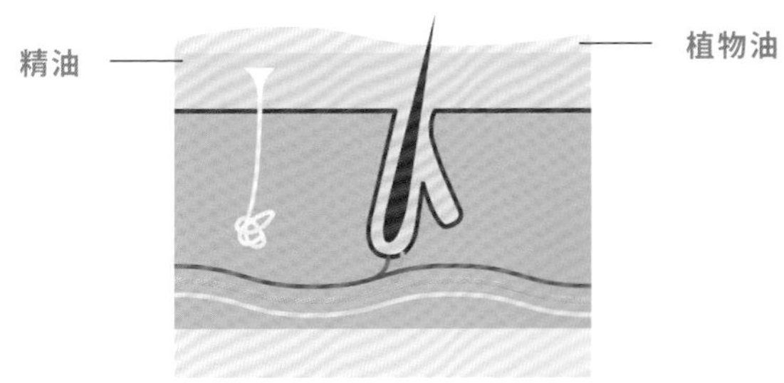

39

使用精油後有不良反應該怎麼辦？

What to do if you have adverse reactions after using essential oils?

Answer

使用精油後有不良反應建議立即暫停使用，若是用在身體上的話要用植物油稀釋，並飲用大量的開水。

當我們使用精油後產生不良反應時，應先檢查是否因使用過量或不按使用說明而引致。一般由精油所引起的不良症狀和皮膚炎很像，會出現紅疹子、紅斑點、起水泡等症狀。當遇到這種情況應塗抹更多的植物油作稀釋並暫停使用精油。

有時候身上出現紅點，也有可能是皮膚的排毒反應，這時候要飲用大量的開水，讓身體盡快釋放和排走毒素，並盡快在患處塗上植物油，或是可以去泡個有鹽水的澡，症狀就會自然消除。若情況沒有改善，建議要到醫院就診。

純正的精油全部萃取於植物，不含任何化學添加劑、防腐劑、香精、人工色素。使用精油前用植物油稀釋才塗抹皮膚，可減低引起不良反應的風險。有時候如果想調配精油又怕掌握不好劑量，請先諮詢專業芳療師，在正確的指導下，根據你的性別、身高、年齡、體質、過往的生病史等嚴格控制精油的用量和使用，避免精油在使用過程中引起的不良反應。

40

盛載過精油的瓶子可以重複使用？

Can we reuse the used essential oils bottles?

Answer

精油是高濃縮的植物精華，滲透性很強，盛載過精油的瓶子會留有舊配方的殘餘物，會讓新加入的配方容易變質，因此不建議重複使用同一個瓶子。

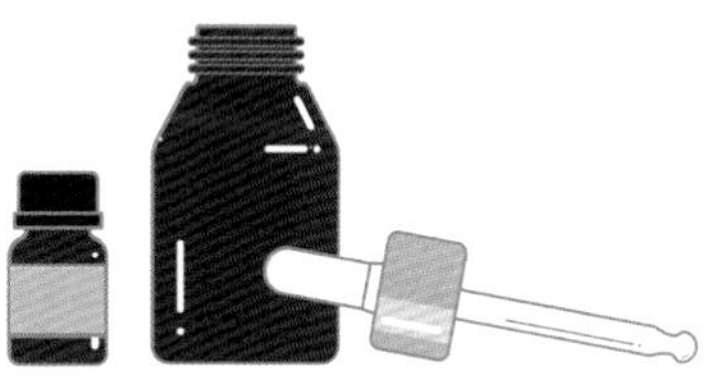

已使用了長時間的瓶子不建議重複利用，是因為很難清潔。如果一定要清潔瓶子裡殘留的油脂的話，可以使用清水浸泡多次，最後可以利用 75% 的酒精進行清潔。

但在重覆使用瓶子時，即使已經經過清洗消毒，瓶子內也有可能還會留有舊配方的殘餘物，和新加入的精油混合後，會令新的精油比較容易變質，因此若能在 3 個月內用完的話是可以的。如果打算存放超過 3 個月的話，建議使用全新的瓶子。

精油是高濃縮的植物精華，滲透性很強，如果選擇用盛載過精油的瓶子重複使用的話也要留意，要在已經用完的複方精油瓶中才加入新的精油或植物油，並建議在 3 個月內用完。

41
什麼情況下應該停用精油？

In what circumstance should I stop using essential oils?

Answer

當使用精油後皮膚出現任何不適或吸入精油有感覺不舒服的情況都應該停用精油。

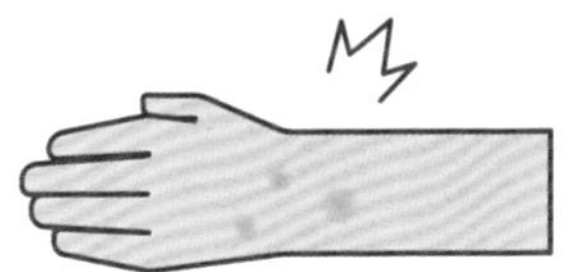

如果使用精油後皮膚出現痕癢、紅斑或任何不舒服的症狀，應立即停止使用該精油，並開始審視配方與濃度是否適當。如果選用的精油濃度太高，使用後覺得有噁心、眩暈、頭痛的症狀時，應立即停止使用精油，到戶外呼吸一點新鮮的空氣。

排毒的現象大多會出現在腿部的內側、外側、小腹和尾椎。如果是全身起疹，有可能與長期使用藥物、體弱多病、服用類固醇、環境污染嚴重有關係。

若確定為排毒，可持續使用精油，如果一旦停用，當再次使用後，一般人仍然會繼續現在的排毒反應，一般而言排毒反應不會超過 1 個月，此時也可以大量飲用高品質的純露來加速代謝排出的過程，以安撫消炎、縮小紅疹的情況。若情況沒有改善，建議要到醫院就醫。

42

使用精油時濃度越高越好？

When using essential oils, the higher the concentration, the better?

Answer

當過多的芳香分子在體內無法排除時，身體會不堪負荷，因此無論選擇擴香或塗抹在身體時都需要控制使用濃度。

精油是高濃度的植物精華，過多或過濃的芳香分子會使神經系統過度運作，身體會容易出現疲倦、暈眩、虛弱等症狀。

遇到這些情況應立即停止使用精油，若正在使用擴香機請立刻關閉，並打開門窗保持通風。如有必要，在空氣流通的地方靜坐、深呼吸片刻或出室外走走，還要大量飲水，並上洗手間小便，因為肝臟會代謝精油，進入排泄系統，從尿液排出，通常大多數精油在 1-3 小時內會完全從身體代謝乾淨。

精油塗抹在皮膚時需要控制使用濃度，並不是越多越好。過高的濃度容易灼傷皮膚並增加身體代謝的負擔。調配比例大多在 1%-3% 之間的濃度是最適合使用的，以每 5 毫升的植物油為例，加入 1 滴精油濃度為 1%；加入 2 滴精油濃度為 2%；加入 3 滴精油濃度為 3%，如此類推，就可以調配出安全又有療效的精油產品。

43

泡澡時可以將精油直接滴入浴缸內？

Can you drop essential oils directly into the bathtub while bathing?

Answer

建議先利用植物油、牛奶、浴鹽等與精油混合稀釋後再倒入浴缸中與水攪拌，使它們平均散開，以減低刺激皮膚的風險。

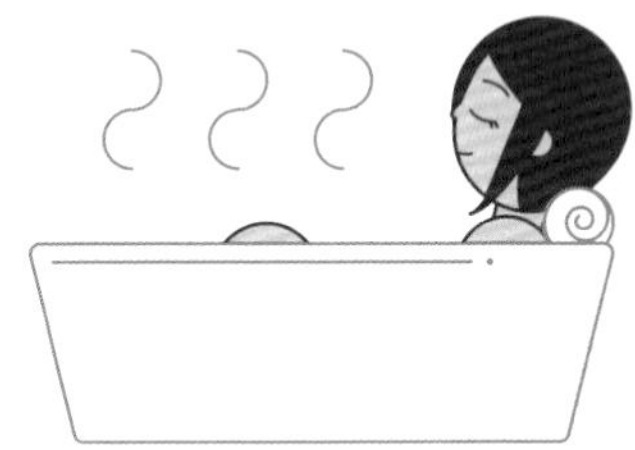

精油不溶於水，如果直接滴入水會在水面上形成一層薄膜，並且直接黏附在皮膚上，容易引起皮膚刺痛、紅腫等的不良反應，因此不建議將精油直接滴入浴缸使用。

理想的方式建議先利用少量植物油、牛奶、浴鹽、糖或醋，先將 6-8 滴精油混合均勻，再倒入浴缸中與水攪拌，使它們平均散開。

功效方面，想美白建議可以將精油加入牛奶、無糖豆漿或奶粉和精油稀釋；想去痘痘建議將精油加入蘇打粉稀釋；想軟化角質層建議在精油加入海鹽稀釋；想身體排毒建議在精油加入岩鹽或瀉鹽稀釋，可以多元化地根據不同的需求，享受安全泡澡的樂趣。

溫馨提示：水溫不宜太高，也不要太早將已稀釋的精油加入水中，以免氣味快速隨著蒸氣散發。

44

身體出現排毒反應，精油要停用？

Should I stop using essential oil when our body has a detoxification reaction?

Answer

排毒反應屬於暫時性身體不適，建議可從塗抹的方式改為擴香的方式進行調整。

使用某些促進新陳代謝、養肝、利尿等藥學屬性的精油，造成的排毒反應實際上是身體自我調整的過程，表面上看好像問題更嚴重了，實際上正是在解決問題。通常排毒反應的特色是症狀週期性地出現，但一次比一次來得輕。排毒反應亦會促進身體循環排水，因此出現口渴、多痰及利尿屬正常現象。渡過排毒期後，皮膚和身體會變得比原來更好，代謝也更暢通。

當出現排毒反應時，精油可繼續使用，不需要馬上停用。如果一旦停用，當再次使用時，一般仍然會繼續現在的排毒反應，只要在日常生活中注意多喝水， 並且以純露塗敷幫助消炎止癢，就能安然渡過排毒期。排毒反應會因年齡、體質狀況、病情、生活習慣健康而不同，通常自症狀出現起兩週後會消失。

排毒反應是良性反應，待身體內毒素全部排除之後，病情自然痊癒。建議若完全不能承受排毒反應的人就不鼓勵使用塗抹的方式用精油，請改用薰香方式來調理。薰香方式所面對的排毒反應會相對和緩，不會對生活造成困擾。但如果症狀沒有減輕反而加重，記得諮詢專業的醫生或芳療師。

45

為什麼使用精油之後開始做惡夢？

Why do we start having nightmare after using essential oils?

Answer

使用精油後的排毒反應除了會出現在身體層面，也有可能出現在心理層面。

使用精油後做惡夢一個很大的原因是源自心理層面的排毒反應，有些精油有自我調節情緒的作用，例如黑雲杉、聖木等，使用後有可能促使我們會重新去面對一些不愉快的往事或不願意面對的事實。將壓力於夢境內釋放，屬於修復心靈的一種表現，把積存在內心的壓力以夢的形式渲洩以達到精神上的減壓作用。做惡夢的情況通常會在 2-4 天之內自動消失。

睡眠前要注意精油的選擇，因為有些精油如薄荷、迷迭香等，是具有令神經亢奮提神的功效，這類精油盡量避免在睡眠前使用，以免影響睡眠質量。

可以使用岩蘭草、快樂鼠尾草或真正薰衣草來放鬆神經幫助睡眠，留意高濃度的真正薰衣草亦會有神經亢奮的作用，因此配合正常大小的擴香機，使用時加入 1-2 滴薰衣草精油就足夠。也建議可以把惡夢的狀況記錄下來，透過整理和更深的自我了解來釋放內心深處的壓力。

4
Chapter

調配與保存
Store and formulating essential oil blends

46

精油會過期？

Will the essential oil expire?

Answer

除柑橘類精油外，大部份的純精油的保質期都比較長，開封後可以存放 3 年，甚至更長時間，仍可以正常使用。

通常一般產品在瓶身上標的期限指的多為未開封狀態，容易氧化或未加防腐劑的純精油在開封後應盡快用完。柑橘類的純精油開封後最佳的使用期限一般是 8 個月，但大部份的純精油一般開封後可以存放 3 年，甚至更長時間。經過與植物油稀釋調和過的複方精油，未開封保質期一般是 1-1.5 年，開封之後建議 6 個月內用完。

如果是自己調配的複方精油，必須保存在不透光的瓶子內，並放在乾燥、陰涼處，避免受到日光的照射，使放置精油的地方溫度變化盡量降到最低。自己調配的複方精油，每次調配的量不要太大，盡量保證能夠在 6 個月內用完，即使用不完也不能把它再用作護膚用途。

柑橘類精油比較容易氧化變質，開封後最好 8 個月內要使用完，不然也不要作為護膚用途了，因為開封超過 8 個月的柑橘類精油對皮膚的刺激性會增強，作為薰香的用途就不受影響，效果還是很好的。木質類和樹脂類的精油，只要好好保存基本是不會變質的，只會變得更加黏稠而已。玫瑰奧圖精油也是越存越醇厚，是推薦用作收藏品的精油。其他類的精油一般開封後能夠保存到 2-3 年甚至更長的時間，好好保存和充分利用才是最關鍵的。

精油種類	保全期限	常見精油	
柑橘類	8 個月	· 甜橙精油 · 檸檬精油	· 佛手柑精油 · 青檸精油
花朵類	5 年	· 玫瑰精油 · 薰衣草精油	· 洋甘菊精油 · 橙花精油
藥草類	3-5 年	· 迷迭香精油 · 檸檬草精油	· 香蜂草精油 · 玫瑰草精油
香料類	3-5 年	· 茴香精油 · 黑胡椒精油	· 芫荽精油

精油種類	保全期限	常見精油	
樹脂類	5 年以上	· 乳香精油 · 沒藥精油	· 安息香精油 · 香脂精油
木質類	6-8 年	· 雪松精油 · 絲柏精油	· 檀香精油 · 紅檜精油
根部類	8 年以上	· 穗甘松精油 · 生薑精油	· 岩蘭草精油

47

精油開封後要怎麼保存？

How to store essential oils after used?

Answer

精油不論開封或未開封都要避光存放，最好是儲存在厚重的木盒內，並放在陰涼陰暗乾爽地方。

精油是很容易揮發的產品，如果開封後保存不當，不但會加速揮發性，也會使精油質量下降。

光照和帶來的高溫會導致精油分子發生變化，從而失去細緻的香氣和功效。因此精油要避光儲存，最好使用能阻擋紫外線的深咖啡色或深藍色玻璃瓶盛載，瓶蓋最好是用玻璃滴管，很多玻璃瓶的瓶蓋是塑膠製造，這也是可以的，但塑膠含量盡量越少越好。

為避免精油氧化及快速揮發，開封後的精油一定要用瓶蓋蓋好，最好是使用的時候才打開瓶蓋。瓶子瓶蓋也要注意免受污染，才能使精油保存更久更好。此外盛載精油的精油瓶最好儲存在厚重的木盒內，並放在陰涼陰暗乾爽地方。因為精油有腐蝕性，所以不能存放於膠盒，鐵罐、鋁罐等金屬器皿內。

潮濕、溫度太高的環境都不利於保存精油，家裏濕度最大的地方通常是浴室，精油特別會容易變質。建議把精油和護膚品都收納在一起，放在乾燥的環境如臥室裡，既可以更好地保存精油，也可以集中放置所有的個人護理品，方便拿來調油和精油保養。

48 精油凝固了該怎麼辦？

What should we do when the essential oils solidify?

Answer

天然的精油在低溫下會自動凝固，存放在室溫 25°C 的地方，已凝固的精油就會慢慢回復液體狀態。

大部分精油只要把瓶身傾斜 45°，氣孔保持在上方側，就可以輕易地滴出。黏稠的精油，方法相同但等待的時間比較久，也可以使用滴管來吸取。

天然的精油在低溫下會自動凝固，特別是玫瑰精油，因為含有玫瑰蠟的成份，在 18° C-20° C 的環境就會凝結。不用擔心是精油變質，這是正常的物理現象，精油純度越高結冰的現象就會越明顯。

因此當精油有凝固的現象，千萬不要用高溫加熱，以免破壞精油的成份，喪失精油的療效。只要把結冰的精油存放在室溫 25° C 的地方，已凝固的精油就會慢慢恢復為液體狀態。

此外，亦可使用雙手握住精油瓶，讓手的溫度逐漸融化精油，然後就可以倒出來使用了。使用滴管也是一個好方法，但注意一定不能和其他精油共用滴管，會交叉污染，使精油的壽命縮短。

49
植物油會過期？

Will carrier oils expire?

Answer

植物油開封後通常可以保存 1-2 年，但最好能於 1 年內用完。

光照或高溫都會直接影響植物油的保質期限，因此植物油應保存在深色、不透光的玻璃瓶中，避高溫、避光、避潮濕、避熱放置。植物油開封後通常可以保存 1-2 年，但若能於 1 年內用完的話是最好的。

月見草油、玫瑰果籽油、琉璃苣油的保質期較短，開封後 3-4 個月內品質最好，6-8 個月內必須用完。小麥胚芽油保質期也長，但有可能產生沈澱。荷荷芭油基本不會變質，可以長久儲存而不會發生變化。

開封後的植物油有時候會出現油耗味，通常是瓶口的污染而不是裡面的油真的壞了，只要用酒精擦拭瓶口就可以，所以定時清理一下瓶口可以使保存期限拉長。在使用植物油時不要用手直接接觸到瓶內的油，會很容易造成污染，最好是將油倒到另外的容器或手上再進行塗抹或按摩。

50
植物油要怎麼保存？
How to store carrier oils?

Answer

植物油應保存在密封的瓶子裡，存放在乾燥環境中，避免靠近熱源。

植物油雖然不具光敏性，但如果長時期受到光線照射會引致溫度升高，所以不可以長期放在陽光曝曬的地方。植物油不耐高溫，不可以接近熱源，即使加熱時建議也不要超過 50° C。植物油也不耐潮濕，不可以長期放在洗手間或濕氣重的地方，選擇低溫 5° C-15° C 的環境中，有利於植物油的存放。

為免減少空氣氧化的作用，植物油應保存在密封的瓶子裡，每次使用後要及時將瓶蓋蓋好，可以將瓶身側放，使瓶內的植物油擋住瓶口，減少空氣進入的機會。

有些植物油在低溫儲存的時候會發生狀態變化，如荷荷芭油在冬天會凝固，冷壓椰子油在 24° C 左右會凝固。這屬於正常現象，如果遇到這種現象，把植物油放在暖和的溫室下就會自然融化了，不影響使用。

51 哪類型的瓶子最適合保存精油？

Which type of bottle is best for storing essential oils?

Answer

精油要避光儲存，保存精油最好使用深咖啡色或深藍色的玻璃瓶。精油的存量最好佔瓶子大小的一半以上。

保存精油時要特別注意精油有「怕光、怕高溫、怕潮濕、易氧化」的特性。切勿使用塑膠瓶存放精油，因為精油裡的萜烯類結構容易與塑膠製品的成份產生化學反應，會破壞精油的成份進而影響精油的品質。

精油一定要存放在具有遮光效果的深色遮光瓶中，一般遮光瓶通常為藍色、茶色、綠色或黑色，這樣可有效減少 90% 的紫外線、強光或射燈直接的照射。

與此同時也要記得瓶子的容量大小。當精油用到剩下盛裝容器的一半以下時，可以考慮更換更小的瓶子。當瓶子裡空氣越多，意味著精油會比較容易氧化。因此盛裝在適當大小的容器也是需要留意的。

如希望達到更好的保存效果，可將盛有精油的遮光瓶存放在木盒子裡，如檀香木或者松木盒子。因木材的屬性與精油相同，可以將精油香氣保存得更好，並且能完全阻隔遠紅外線和紫外線輻射，能夠保證精油不受溫差和灰塵的損害、維持精油在最新鮮的狀態和延長保存期限等效益。

52

精油和植物油可以放冰箱？

Can essential oils and carrier oils be placed in refrigerators?

Answer

精油和植物油最適合的存放溫度是 18° C-30° C，而最佳溫度約為 25° C。

日常使用的精油和植物油不需要放冰箱冷藏，精油和植物油最適合的存放溫度是室溫 18° C-30° C，而最佳溫度約為 25° C，若把經常使用的精油和植物油放進冰箱，每次使用拿出來又放回去時溫差的不斷變化，會加速精油質量的下降。

如果精油和植物油開封後較長時間不使用的話，可以放在冰箱裡，注意精油和植物油千萬不要在冰箱內跟食物放在一起，尤其是儲存食物及剩菜飯的冰箱，冰箱當中存在著各式各樣的細菌以及微生物，保存不當的話，很大可能會導致精油和植物油有品質上的改變。

因此精油和植物油必須要單獨密封存放起來，以減緩其氧化作用和確保精油和植物油當中不會混雜冰箱內其它食物的氣味，以免將來影響使用。留意存放精油和植物油的冰箱也要定期除濕，而且不可以冷凍，也不能降到結冰的溫度。

53 精油過了期還可以使用？

Can the essential oils be used after the expiration date?

Answer

精油過了期不建議使用在身體上，用在薰香或家居清潔還是非常推薦的。

不同種類的精油有著不同的保質期，芳療界有一個不成文規定說一般廠商會在精油瓶身標示 3-5 年不等的保存期限，過期的精油可能會喪失精油原有的部分效能或會有變質的情況，產生具有皮膚刺激性的化合物，容易引起過敏反應，因此不建議使用在身體上。

如果是草類和木類精油，如：薰衣草、迷迭香、檸檬香茅、甜馬郁蘭、香蜂草、羅勒、絲柏、松針、茶樹、尤加利等如果過期兩年，精油會先變黏稠，嗆味沒有了，只剩淡淡的甜味，這種精油雖然沒有抗菌的功效了，但做單純的薰香或拿來滴在水桶裡，用來拖地或清潔家居，還可以有自然的清香感。

如果是柑橘類，如檸檬、甜橙、葡萄柚等精油，如果過期超過 1 年，就真的不適合使用在身體或臉上了，因為氧化之後的精油抗菌力增加，聞起來會嗆辣和刺激。如果覺得可惜，可以拿來放在鞋櫃裡、滴在水裡、擦冰箱，擦微波爐、烤箱等都是家居清潔的好幫手。

54

怎麼調配精油和決定濃度？

How to blend essential oils and decide the concentration?

Answer

需依照不同的需要，並考慮到個別人士的生理狀況，選擇合適的精油和植物油按一定的比例調配。

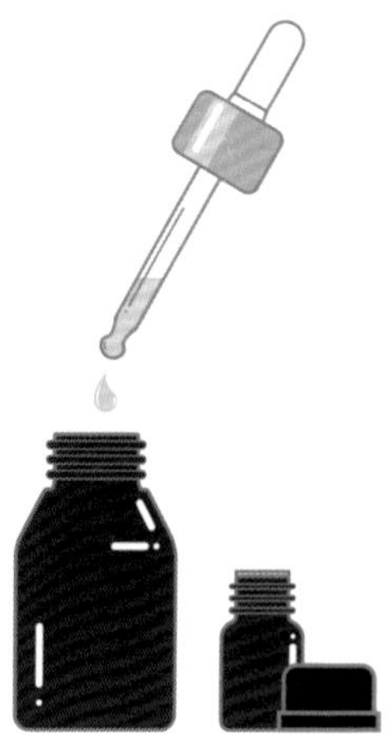

植物油是調配精油的重要媒介，常用的植物油有荷荷芭油、甜杏仁油、葡萄籽油、玫瑰果籽油、橄欖油等。在實際運用中，我們要依照不同的需要，並考慮到個別人士的生理狀況，選擇合適的精油和植物油按一定的比例進行調配。

在調配好精油以後，等待精油和植物油充分混合，根據所選擇的精油種類不同，精油和植物油完全混合所需要的時間也有不同。一般從 5 分鐘 -24 小時不等，如果要達到最好的保養效果，建議調配完成以後放置一夜甚至 24 小時之後才開始使用，這樣就能讓調配好的精油發揮到最好的效果。

精油調配百分比

	10ml	20ml	25ml	30ml	50ml	100ml
1%	2 滴	4 滴	5 滴	6 滴	10 滴	20 滴
2%	4 滴	8 滴	10 滴	12 滴	20 滴	40 滴
2.5%	5 滴	10 滴	12 滴	15 滴	25 滴	50 滴
3%	6 滴	12 滴	15 滴	18 滴	30 滴	60 滴
5%	10 滴	20 滴	25 滴	30 滴	50 滴	100 滴

· 植物油以毫升（ml）作單位
· 1 茶匙是 5ml，1 中式湯匙是 20ml
· 香薰精油以滴數作單位，1ml 等於 20 滴

一個正常的成年人，在身體使用精油的濃度是 2.5%-3%，即 30 毫升植物油，加入 15-18 滴精油。局部使用精油的濃度是 5%，即 30 毫升植物油，加入 30 滴精油。在面部使用精油的濃度是 0.5%-1%，即 30 毫升植物油，加入 3-6 滴精油。

根據 IFA 指引，小於兩歲的小朋友不適合在身上使用精油，可以用植物油或花水。2-5 歲小朋友身體使用的精油濃度是 0.5%-1%，5-12 歲小朋友身體使用的濃度是 0.5%-2%。

IFA 亦指示身體最多用三種精油，包含高中低音油各一種。面部最多使用一種精油，因為面部皮膚很薄，一種精油導致敏感的機會比較小，但用多種就會難以分辨致敏的源頭。

芳香療法中有很多派系，常見的有英系芳療、法系芳療、德系芳療、澳洲芳療。不同派系的芳香療法各有其特點，尤其在精油的使用濃度問題上，英式 IFA 芳療的建議調配濃度非常謹慎，適合芳療初學者自己調配參考使用。

很多芳療師都不會單一地學習一個派系的芳療，她們會跨派系地學習，取長補短。而調配的劑量，也會因人、身體的部位而有所改變。因此在芳療師的指導下有可能會提高劑量，此屬正常現象。

55

配方內的精油可以用其他精油代替？

Can I use other essential oils to replace the essential oils in the oil formulation?

Answer

同一個療效可以有著不同的精油配方，但要留意如孕婦、小孩或老人這類特別人士使用個案。

同一個療效目的可以有著不同的精油配方，在同一種目的下，可以選擇的精油種類其實有很多種，除了選擇自己已擁有的精油外，還可以依據個人的喜好，選擇喜歡的氣味，或價位便宜的取代。

例如處理女性婦科問題，玫瑰、茉莉、檀香、橙花都非常適合，這些精油都是改善皮膚、情緒心理問題的精油。但由於提取精油工藝的難度和使用原材料多寡的原因，導致它們成為名貴的精油。然而，如果單純從功效層面去選擇，是可以找到很多較便宜又具效果的替代精油。

對於處理女性婦科問題，除了玫瑰、茉莉、檀香、橙花，建議用甜馬鬱蘭、羅馬洋甘菊、真正薰衣草、快樂鼠尾草、甜茴香、羅勒、天竺葵、絲柏等代替。處理改善肌膚、敏感肌膚問題，建議用洋甘菊替代。處理痘痘肌膚問題建議可用洋甘菊、薰衣草、佛手柑、苦橙葉、茶樹等替代。處理情緒心理、抑鬱問題，建議用柑橘類、羅馬甘菊、依蘭依蘭、天竺葵、快樂鼠尾草、馬鬱蘭等替代。

精油應用的配方有很多，大多數情況也不用擔心配方的成本太高或是找不到相近效果的精油。

56

精油的空瓶可以怎麼善加利用？

How should we reuse the bottle of essential oil?

Answer

直接往精油瓶裡加入相應的植物油，就成為可以安全使用的復方精油了。進一步也可以調配出浴鹽或空氣淨化噴霧。

每當瓶內的精油用完或快用完的時候，一方面想環保一點重覆使用精油瓶子，另一方面卻擔心瓶子內會有精油的殘留物，會影響之後盛裝精油的品質。

精油用完後，瓶裡面一定會有殘留的精油，直接丟掉實在可惜，但其實善加利用就不會造成浪費。最常見的方式是直接往精油瓶裡加入相應的植物油，就立刻成為已經稀釋好可以安全使用的複方精油。

另外也可以把用完的精油空瓶放進密封的罐中加入海鹽，讓精油瓶子完全埋進海鹽中。放置幾天讓海鹽充分吸收精油的精華和香氣，就可以隨時用來直接當浴鹽泡澡或用作身體去角質使用。最後也可以嘗試找一個合適的噴頭，在空瓶中加滿水，在需要的時候可以隨時當作空氣淨化噴霧使用。如果噴灑身體的話，建議每次使用的時候要充份搖勻才噴灑。

當把瓶內的精油用盡的時候，可以用清水先浸泡數次，再用 75% 的酒精清洗。瓶內難免還是會剩下一些精油的殘留物，因此如果用它再新裝精油，還是在 3 個月內用完會較佳。如果要使用 3 個月以上便建議使用新的瓶子盛載。

5

Chapter

美麗護膚

Beauty and skin care

57
純露是什麼？

What is a Hydrosol?

Answer

純露是精油在蒸餾萃取過程中留下來的蒸餾水，又名花水，是精油的副產品，對皮膚有着各種治療和保養的功效。

純露又名花水，是精油的副產品，所有經蒸餾方法提取的精油，同時都會提取出純露。

植物在蒸餾的過程中，油水會分離，在蒸餾後的精油中，還會留下很少的水份，因為密度不同，精油會漂浮在上面，水份會沉澱在下面，這些水份就是純露。純露除了含有微量精油外，還含有許多植物體內的水溶性物質。擁有著 100% 植物水溶性物質的純露所含的礦物養分是精油沒有的。

純露成份天然純淨，香味清淡怡人、溫和，可以直接使用。較不容易敏感，適合任何年齡層的人士使用。價格比精油便宜，它與精油本身有著相近似的作用和功效，使用起來更方便，對皮膚有着各種治療和保養的功效。

每公升純露約含 0.05-0.2 毫升的精油，即 1 公升純露約含有 1-2 滴精油，濃度非常低，適合各個年齡層的人士使用，包括：老人家、嬰幼兒、小孩。英國 IFA 規定，2 歲以下的嬰幼兒不能使用精油，但可以使用純露。老人家皮膚很薄容易敏感，使用純露同植物油有著精油的效果，在治療情緒的同時可以保濕皮膚。

58 為什麼純露最適合做護膚產品？

Why is Hydrosol best suited for skin care products?

Answer

純露的抗炎效果很好，酸鹼值偏向弱酸性，不會刺激皮膚，因此最適合用來做護膚產品。

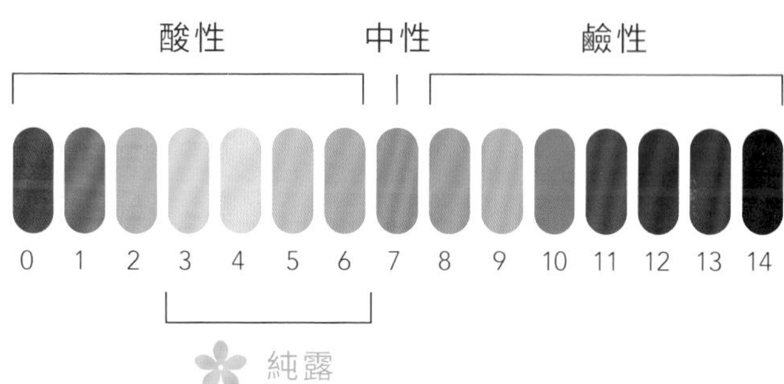

0-14 是酸鹼值（pH 值）的範圍，7 屬於中性，小於 7 屬於酸性，大於 7 屬於鹼性，0-1 屬於最酸性：如胃酸的 pH 值是 1，檸檬汁和醋的 pH 值是 2，乳酸和番茄汁的 pH 值是 4，純水的 pH 值是 7，蘇打粉的 pH 值是 9，漂白水的 pH 值是 13。偏鹼性的東西清潔力都很強，但會嚴重刺激皮膚。

對皮膚最好的產品pH值是5.5，偏向弱酸性最好。而純露的 pH 值是 2.9-6.5，是偏酸性，不會刺激皮膚，所以最適合用來做護膚產品。

純露要注意新鮮度，如果純露一旦變質，pH 值就不再是弱酸性。測試純露是否變壞的方法，可以用 pH 試紙測試 pH 值，剛買回來的純露。定期再測試的時候，一旦 pH 值偏鹼性，純露就變質了，如果不慎使用了已變質的純露，皮膚會出現泛紅、敏感和長暗瘡等不良症狀。

59

如何根據自己的膚質去選擇適合的純露？

How to choose a suitable hydrosol?

Answer

好好了解自己的膚質就可以挑選到最合心意的純露。

普通肌膚	當月經來臨前，皮膚會變得油性，當年紀越大時，皮膚會變得乾性。主要的特徵是：膚色清澈、均勻、觸感柔軟、具有彈性、厚薄均勻、感覺不太乾也不太油。
乾性肌膚	一般都較為蒼白，有的會呈粉紅色，容易看見微絲血管。主要的特徵是：表皮很薄、皮膚容易繃緊、毛孔較細、眼周容易出現乾紋、容易衰老。
油性皮膚	一般是皮脂分泌旺盛，皮膚油膩光亮的感覺。主要特徵是表皮比較厚、前額和面部中間位置毛孔粗大、容易粘附灰塵、常有暗瘡、容易發紅發炎。
敏感皮膚	容易受刺激的皮膚，容易令皮膚變紅。主要特徵是表皮層較薄、紅血絲管明顯、容易出幼紋。常有痕癢、刺痛、緊繃感。
混合型肌膚	通常容易超過以上一種以上的皮膚類型，就是混合性皮膚。

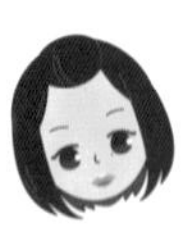

芳療美肌的第一步，是選擇合適自己膚質的純露 *

膚質	純露	
乾性肌膚	· 玫瑰純露 · 茉莉純露	· 大馬士革玫瑰純露 · 天竺葵純露
油性肌膚	· 橙花純露 · 羅馬洋甘菊純露	· 乳香純露 · 絲柏純露
乾燥老化肌膚	· 乳香純露	· 茉莉純露
敏感肌膚	· 羅馬洋甘菊純露 · 玫瑰純露	· 香蜂草純露
毛孔粗大肌膚	· 真正薰衣草純露	· 迷迭香純露
有痘印沒痘痘的肌膚	· 真正薰衣草純露 · 橙花純露	· 白玫瑰純露
美白肌膚	· 檸檬純露 *	· 橙花純露

* 使用檸檬純露時注意光敏性，建議晚上使用。

有痘印有痘痘的肌膚	· 真正薰衣草純露 · 羅馬洋甘菊純露	· 茶樹純露 · 迷迭香純露
乾性肌膚的提亮、暗沈、淡斑肌膚	· 玫瑰純露	· 白玫瑰純露
油性肌膚的提亮、暗沈、淡斑的肌膚	· 橙花純露	· 乳香純露
緊緻、抗衰老的肌膚	· 乳香純露 · 玫瑰純露	· 橙花純露 · 茉莉純露
結疤肌膚	· 真正薰衣草純露	· 佛手柑純露
燒傷燙傷肌膚	· 真正薰衣草純露	· 茶樹純露

* 使用前，請先按實際情況諮詢專業芳療師及家庭醫生。
此表並非完整，只列出常用的純露。

60

如何根據肌膚問題選擇精油？

How to choose suitable essential oils based on skin problems?

Answer

精油可以處理許多皮膚問題。根據個人膚質去搭配精油，調配出最合適的保養品。

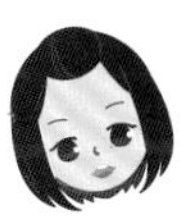

根據肌膚問題
選擇精油 *

油性肌膚	· 迷迭香精油 · 快樂鼠尾草精油 · 天竺葵精油 · 杜松精油
乾性肌膚	· 茉莉精油 · 玫瑰精油 · 橙花精油 · 玫瑰草精油 · 檀香精油
混合性肌膚	· 乳香精油 · 天竺葵精油 · 真正薰衣草精油 · 杜松精油 · 苦橙葉精油
衰老性肌膚	· 乳香精油 · 玫瑰精油 · 茉莉精油 · 橙花精油 · 檀香精油 · 安息香精油

?

* 使用前，請先按實際情況諮詢專業芳療師及家庭醫生。
此表並非完整，只列出常見的精油。

敏感性肌膚	· 德國洋甘菊精油 · 檀香精油 · 玫瑰精油	· 橙花精油 · 真正薰衣草精油
敏感肌膚伴隨皮膚敏感	· 真正薰衣草精油 · 橙花精油	· 羅馬洋甘菊精油 · 乳香
抗皺肌膚	· 乳香精油 · 茉莉精油	· 玫瑰精油 · 橙花精油
長斑肌膚	· 檸檬精油 · 玫瑰精油 · 橙花精油	· 茉莉精油 · 檸檬精油
緊緻肌膚	· 天竺葵精油 · 絲柏精油	· 檀香精油 · 乳香精油
暗啞肌膚	· 天竺葵精油 · 橙花精油	· 茉莉精油

有紅血絲肌膚	· 奧圖玫瑰精油 · 天竺葵精油 · 絲柏精油	· 橙花精油 · 乳香精油
痘印呈現紅、紅偏紫肌膚	· 真正薰衣草精油 · 茶樹精油	· 綠花白千層精油
痘印呈現偏褐色肌膚	· 橙花精油 · 奧圖玫瑰精油	· 真正薰衣草精油
毛孔粗大肌膚	· 絲柏精油 · 迷迭香精油	· 快樂鼠尾草精油
粉刺肌膚	· 廣藿香精油 · 檀香精油 · 雪松精油 · 佛手柑精油	· 真正薰衣草精油 · 羅勒精油 · 檸檬草精油
曬傷肌膚	· 真正薰衣草精油 · 茶樹精油	· 德國洋甘菊精油 · 薄荷精油

* 使用前，請先按實際情況諮詢專業芳療師及家庭醫生。
此表並非完整，只列出常見的精油。

61

用精油護膚有什麼注意？

What should I pay attention to when using essential oils for skin care purpose?

Answer

使用精油護膚之前要先用植物油、乳霜、蘆薈凝膠等稀釋精油，避免直接用在皮膚上造成灼傷。

精油分子很細，接觸皮膚輕輕按摩就可以把精華深入基底層、真皮層，使新生皮膚從內而外健康和美麗。在使用精油護膚之前一定要先用植物油、乳霜、蘆薈凝膠等作好稀釋，避免精油直接用在皮膚上造成灼傷。

白天精油護膚的正確步驟：先洗面，使用純露保濕，再用已稀釋的精油，最後塗上面霜、防曬或隔離霜。晚上精油護膚的正確步驟：洗面後，使用純露保濕，接著用已稀釋的精油按摩面部，按完再使用面霜鎖住精華。

精油護膚要避免使用到有刺激性的精油：如甜羅勒、黑胡椒、綠花白千層 、肉桂葉、丁香、桉樹、生薑 、薄荷、百里香等精油都會刺激皮膚。還要注意光敏性：如檸檬、青檸、甜橙、佛手柑、葡萄柚等精油，使用後在陽光下暴曬會產生強烈光敏反應，皮膚容易變黑和造成其他皮膚問題 。因此在白天切勿使用柑橘類精油來護膚。

精油護膚注意避免進入眼睛，調配眼霜使用時，應選擇清爽的植物油並低濃度稀釋精油 。為免皮膚因習慣了某種精油成份而影響效果，同一種單方精油配方，不可持續使用超過 3 個星期，複方精油配方，不可持續使用超過 6 個月。

62
用精油護膚皮膚會變油？

Will the skin become oily when using essential oils for skin care?

Answer

精油的組織成份和我們皮膚的皮脂成份非常相似，塗上後，精油很快就會被皮膚吸收，因此不會有很油的感覺。

精油的滲透性很強，塗上肌膚很快就會被皮膚吸收，因此不會有很油的感覺。而精油的組織成份又和我們皮膚的皮脂成份非常相似，精油分子的結構也非常細，不會堵塞毛孔，長期使用能平衡油脂分泌，促進真皮層增厚，還可以讓粗糙的角質層代謝正常，是可以安心在一年四季裡使用的日常護膚品。

精油的種類繁多，氣味天然多樣化，越來越多人都喜歡使用精油來護膚，讓皮膚得到改善效果的同時又能放鬆身心。選對適合自己膚質的精油和植物油來保養肌膚，會讓皮膚變得更加光滑、細緻和富有光澤。

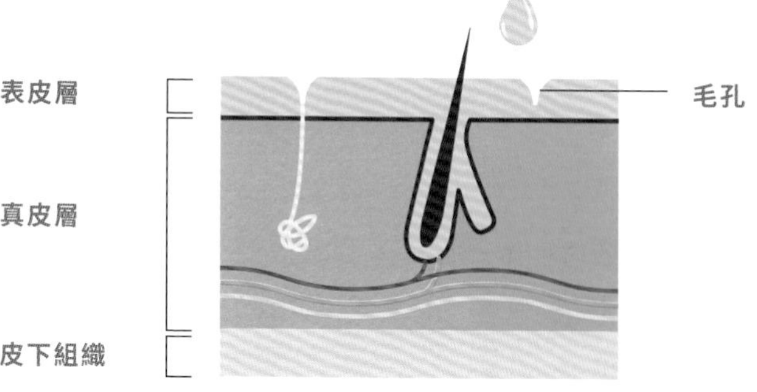

63

如何根據肌膚問題選擇植物油？

How to choose carrier oils according to skin problem?

Answer

植物油有強大的保濕效果，含豐富的脂肪酸、抗氧化劑和維生素。植物油質感親膚，可以深入滲透和滋養皮膚。

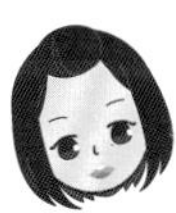

孕婦使用植物油塗抹皮膚沒有禁忌。對堅果敏感者避免使用含有堅果的植物油。

膚質	適用植物油	
乾性皮膚	· 荷荷芭油 · 鱷梨油	· 芝麻油
油性皮膚	· 葡萄籽油	· 榛果油
中性皮膚	· 甜杏仁油	· 荷荷芭油
敏感皮膚	· 琉璃苣油 · 月見草油	· 荷荷芭油
衰老皮膚	· 玫瑰果籽油	· 小麥胚芽油
痘痘肌膚	· 荷荷芭油 · 琉璃苣油	· 月見草油
曬傷肌膚	· 山茶花油 · 甜杏仁油	· 荷荷芭油
暗沉肌膚	· 山茶花油 · 杏核油	· 澳洲堅果油 · 桃核仁油

* 使用前，請先按實際情況諮詢專業芳療師及家庭醫生。
此表並非完整，只列出常見的植物油。

64

用植物油護膚有什麼注意？

What should I pay attention to when using carrier oils for skin care purpose?

Answer

植物油護膚，一般以質地和保存作為重要的考量。

在用植物油護膚前進行調油的時候，質地濃稠的植物油需要和質地較輕的植物油相互混合，再按比例滴上適合的精油。建議在使用的前一天進行調配，這樣精華油便可充份混合，達至最佳的護膚效果。

* 有關怎樣選擇合適的植物油請查閱第 16 條

使用植物油護膚時要注意當面部皮膚缺水的時候，如果直接使用植物油塗抹，有可能會令皮膚有不舒服的感覺。所以護膚時應先用純露噴灑或按壓在面部和頸部，讓皮膚先濕潤起來，再使用植物油，皮膚會更好地吸收養分。

琉璃苣油、月見草油、玫瑰果油、葵花油、亞麻籽油都容易氧化，保存期限很短，為了達到最好的護膚效果一般在開封後的 6-8 個月內使用完是最理想的，否則建議購買小包裝使用。此外，它們一般都會與甜杏仁油、葡萄籽油、荷荷芭油調和使用，也可以延長保存和使用時間。

* 有關怎樣調配精油和決定濃度請閱讀第 55 條

65 如何進行肌膚的保養護理？

How should I take care of my skin?

Answer

調配好的保養油可以直接塗抹或進行面部和身體按摩。

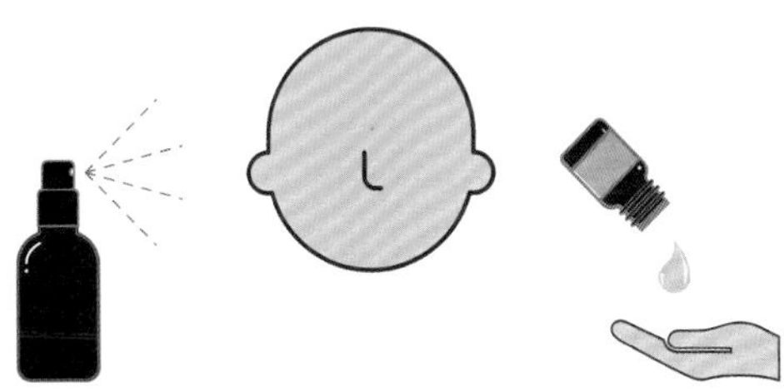

用保養油做面部護理，適合每天使用，可以給到肌膚最親密的營養。

洗面後，先給肌膚噴上適量的純露，然後把保養油倒在手心雙手揉均勻，塗在面部作為面部淨化。如果作為面部精華使用時，在手心滴幾滴保養油，雙手揉勻，輕輕按壓在面部，運用中指和拇指進行和緩的指壓，同時深呼吸，這樣保養油的香氣就可以通過神經中樞，讓我們在感到放鬆的同時也調節著各種阻礙肌膚綻放美麗的問題。最後再塗上面霜就完成了。

用保養油做身體按摩的護理，每週進行 1-2 次，倒取保養油在手心雙手揉均勻，注意動作要輕柔，從下而上向著心臟的方向進行輕撫的按摩。按摩完以後用柔軟的熱毛巾或紙巾擦拭掉多餘的保養油。這樣簡單的按摩，可以輕易地幫助自己、家人和朋友，達到放鬆、增強身體免疫力的功效。

66

可以使用植物油卸妝？

Can I use carrier oils to remove makeup?

Answer

任何的植物油都可以用在卸妝，以油溶油，還不會堵塞毛孔。

用植物油卸妝有低黏度、透氣性佳、能深入毛孔和肌膚的紋理的好處。

使用的時候倒取適量的植物油，在臉上輕輕按摩1分鐘，用化妝棉或面紙擦拭乾淨，（對於眼妝和眼部，可以用化妝棉停留一下，善用棉花棒等工具就能輕易卸妝）如果平時有用化妝綿的習慣，也可以直接將植物油加在化妝綿上卸妝。最後再進行正常洗面程序，油性肌膚的人適合36° C-38° C左右的水溫。無論是卸妝還是洗臉，力度都要保持溫柔，不要用力摩擦肌膚。

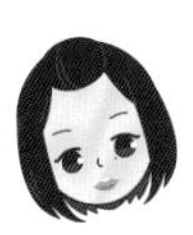

剛入門的精油愛好者，建議可以選擇葡萄籽油。

肌膚類型	植物油
痘痘肌膚 油性肌膚	· 葡萄籽油　· 荷荷芭油
一般肌膚 乾性肌膚 混合肌膚	· 葡萄籽油　· 甜杏仁油 · 初榨橄欖油　· 荷荷芭油
敏感肌膚	· 酪梨油　· 甜杏仁油

* 使用前，請先按實際情況諮詢專業芳療師及家庭醫生。
此表並非完整，只列出常見的植物油。

6
Chapter

特別使用個案
Special use cases

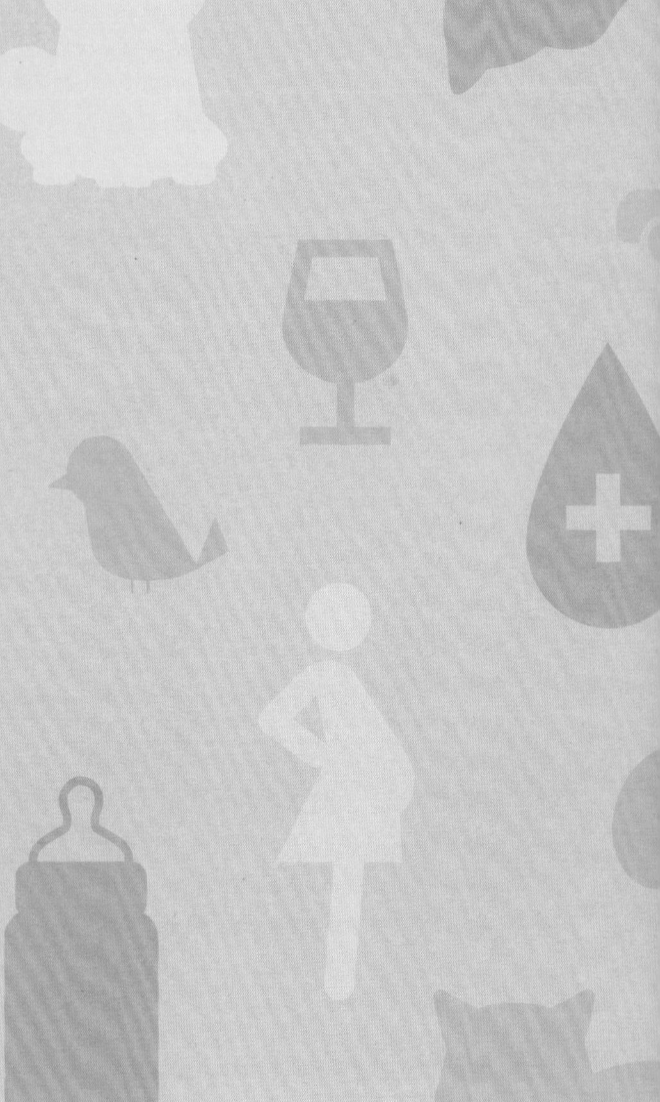

67
小孩可以使用精油？
Can children use essential oils?

Answer

小孩可以使用精油。建議 2 歲以下的小孩優先使用純露，或選擇低濃度擴香精油。2-5 歲的小孩可以以低濃度稀釋後用塗抹的方式使用精油。

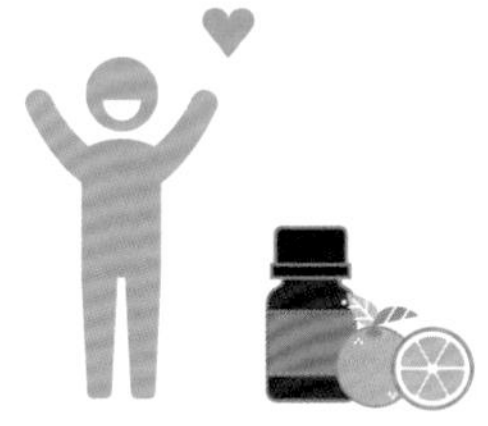

小孩的身體比成人細小，免疫系統還沒有完全發育，當他們開始上學或小組遊戲時，很容易染上感冒或感染其他疾病，這時候精油就可以減少不適和加速痊癒。大部份小孩都喜愛柑橘香味，如檸檬、甜橙、佛手柑、葡萄柚等，這些精油被稱為「快樂精油」。使用精油能幫助小孩學會放鬆、提升睡眠質素、支援消化系統、呼吸系統、循環系統和免疫系統，還有助促進正面的自身形象，從而增強關係和溝通等好處。

小孩的皮膚較薄，還特別容易敏感，在選擇將精油塗抹在小孩身上時，建議要「少即是多」和「少比多有效」的原則。2-5 歲的小孩，使用 0.5%-1% 的稀釋濃度，即 10 毫升的植物油加入 1-2 滴精油。5-12 歲的小孩，使用 0.5%-2% 的稀釋濃度，即 10 毫升的植物油混合 1-4 滴精油。

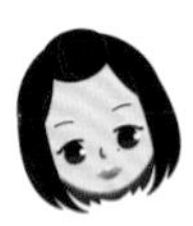

將精油塗抹在小孩身上時，
建議要「少比多有效」*

燒傷	· 真正薰衣草精油 · 天竺葵精油 · 德國洋甘菊精油
便秘	· 天竺葵精油 · 甜橙精油 · 羅馬洋甘菊精油 · 蜜柑精油 · 生薑精油
腹絞痛	· 羅馬洋甘菊精油 · 生薑精油 · 醒目薰衣草精油
腹瀉	· 薄荷精油 · 豆蔻精油 · 生薑精油 · 大茴香精油
咳嗽、傷風	· 真正薰衣草精油 · 茶樹精油 · 檸檬精油 · 桉樹精油
皮膚痕癢	· 羅馬洋甘菊精油 · 檜木精油 · 岩薔薇精油 · 真正薰衣草精油
皮膚炎症	· 羅馬洋甘菊精油 · 茶樹精油 · 真正薰衣草精油 · 德國洋甘菊精油
割傷	· 真正薰衣草精油 · 茶樹精油 · 檸檬精油 · 永久花精油

濕疹	· 羅馬洋甘菊精油 · 乳香精油	· 真正薰衣草精油 · 天竺葵精油
出牙	· 羅馬洋甘菊精油	· 真正薰衣草精油
淺睡	· 羅馬洋甘菊精油 · 真正薰衣草精油 · 岩蘭草精油	· 廣藿香精油 · 雪松精油
鼻塞	· 檸檬尤加利精油 · 澳洲尤加利精油 · 羅文莎葉精油	· 香桃木精油 · 絲柏精油
發燒	· 檸檬精油	· 薄荷精油
專注力	· 神聖乳香精油 · 雪松精油 · 岩蘭草精油	· 黑雲杉精油 · 佛手柑精油
腦力提升	· 迷迭香精油 · 檸檬精油	· 乳香精油 · 岩蘭草精油

* 使用前，請先按實際情況諮詢專業芳療師及家庭醫生。
此表並非完整，只列出常見的精油。

68 老人可以使用精油？

Can the elderly use essential oils?

Answer

老人可以使用精油，但使用時要注意降低濃度。

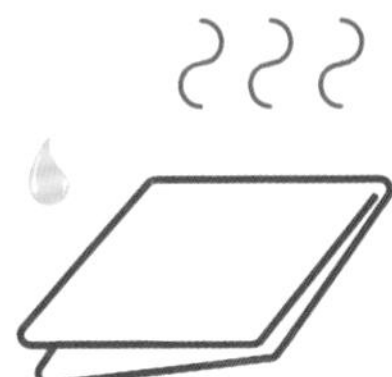

衰老是生命的正常過程，但老化的速度和過程大部份會取決於個人身體和心理的健康情況。香薰治療能紓緩大多數隨著年長而引起的問題，如關節痛、失眠、消化困難、皮膚傷口難以癒合、容易受病菌感染等。

老人的皮膚比較乾燥和薄，因此容易吸收精油。而老人的身體新陳代謝緩慢，建議在使用時要降低濃度為健康成人的一半。

除了稀釋作塗抹，環境的薰香也是很推薦的，像柑橘類如檸檬，草類如薄荷。這些精油能使老人的情緒正面積極、開朗和陽光，同時也可以殺菌與淨化空氣。當出外旅行或是不便使用薰香時，可以滴 1 滴精油在紙巾上，放在身旁，可以得到和薰香一樣的效果。

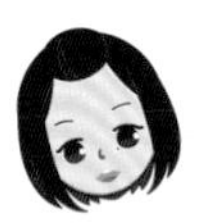

老人在身上使用精油時，建議要稀釋濃度為健康成人的一半 *

便秘	· 生薑精油 · 羅勒精油 · 迷迭香精油 · 甜馬鬱蘭精油	· 薄荷精油 · 檸檬精油 · 黑胡椒精油
失眠	· 真正薰衣草精油 · 羅馬洋甘菊精油 · 天竺葵精油	· 檀香精油 · 蜜柑精油
老人癡呆	· 松樹精油 · 桉樹精油	· 薄荷精油
骨性關節炎和風濕	· 桉樹精油 · 檸檬香茅精油 · 杜松果精油	· 生薑精油 · 迷迭香精油 · 綠花白千層精油
皮膚難癒合	· 真正薰衣草精油 · 德國洋甘菊精油	· 茶樹精油
腰痠背痛	· 醒目薰衣草精油 · 永久花精油 · 甜馬鬱蘭精油	· 迷迭香精油 · 葡萄柚精油
心情問題	· 檸檬精油 · 葡萄柚精油	· 佛手柑精油 · 甜橙精油

高血壓	· 迷迭香精油 · 薄荷精油	· 肉桂精油 · 尤加利精油
痛風	· 永久花精油 · 羅勒精油 · 百里香精油	· 安息香精油 · 絲柏精油 · 生薑精油
胸悶心悸	· 茴香精油 · 快樂鼠尾草精油 · 永久花精油 · 佛手柑精油	· 香蜂草精油 · 花梨木精油 · 薄荷精油 · 真正薰衣草精油
扭傷問題	· 檸檬香茅精油 · 尤加利精油	· 德國洋甘菊精油 · 永久花精油
腸胃炎	· 黑胡椒精油 · 佛手柑精油 · 生薑精油	· 薄荷精油 · 羅文莎葉精油 · 廣藿香精油
糖尿病	· 玫瑰精油 · 花梨木精油 · 依蘭依蘭精油 · 快樂鼠尾草精油	· 生薑精油 · 安息香精油 · 欖香脂精油 · 肉桂皮精油

* 使用前，請先按實際情況諮詢專業芳療師及家庭醫生。
此表並非完整，只列出常見的精油。

69

月經期間可以使用精油？

Can we use essential oils during menstruation?

Answer

生理期間身體較敏感的女性，應盡量避免以塗抹的方式使用精油。若選擇擴香的方式就沒有問題了。

大部份的精油都有活血的效果。在月經期間應避免使用玫瑰、迷迭香、丁香、肉桂葉、甜馬鬱蘭、茴香、沒藥等精油。最好在月經結束的一個禮拜後才用塗抹的方式使用精油，這樣可以避免月經紊亂，如果結束 2-3 天後使用精油的話很可能會導致月經再度來臨。當然月經期間也可以適當地使用一些溫和的精油進行擴香，可以幫助緩解生理期的身體不適，讓心靈同時獲得快樂的感受。

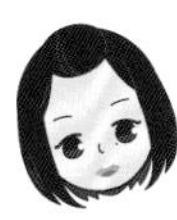

建議月經結束的一個禮拜後才用塗抹的方式使用精油 *

睡眠品質	· 真正薰衣草精油	· 橙花精油
經痛	· 生薑精油	· 羅勒精油
情緒問題	· 快樂鼠尾草精油 · 雪松精油	· 杜松漿果精油
痘痘	· 快樂鼠尾草精油 · 落葉松精油	· 廣藿香精油
毛孔粗大	· 橙花精油 · 苦橙葉精油	· 岩蘭草精油 · 迷迭香精油

* 使用前，請先按實際情況諮詢專業芳療師及家庭醫生。
此表並非完整，只列出常見的精油。

70

懷孕期間可以使用精油？

Can we use essential oils during pregnancy?

Answer

懷孕期間視乎情況而定。特別是在懷孕時的前 3 個月應避免接觸精油。超過 3 個月後，要嚴謹選擇精油並低劑量使用。

芳香療法可以有效放鬆身心，有效減少孕婦的壓力和壓力相關的症狀、紓緩懷孕過程中的不適，並很好地培養孕婦和胎兒的正面態度。

懷孕對於每位女性來說，是一個很重要的時間，孕婦會與腹中的胎兒分享一切看見的、聽見的、吃到的、吸收到的和經歷的一切。懷孕期期間，孕婦身體的荷爾蒙會發生變化，對孕婦的生理和心理有著直接或間接影響。每個懷孕婦女的體質都不同，因此部份孕婦會出現懷孕的不適，但也有部份孕婦非常健康。

在懷孕期間使用精油這個話題一直都存在爭議性。有些香薰治療師會建議前 3 個月避免使用精油，尤其是之前有流產紀錄的孕婦。超過 3 個月後，要嚴謹選擇精油並低劑量使用。嚴格來說，懷孕時期，每個階段適用的精油都有不同。

在懷孕期間使用精油塗抹在身體時，建議前 3 個月使用 0.5% 的濃度，即 10 毫升植物油混合 1 滴精油；從第 4 個月起，使用 0.5%-1% 的濃度，即 10 毫升植物油混合 1-2 滴精油；從第 7 個月起，使用 1%-1.5% 的濃度，即 10 毫升植物油混合 2-3 滴精油。（請參閱第 55 條問題提及的精油調配百分比以獲取更全面的認識）

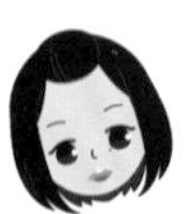

在整個懷孕期間都不能使用的精油 *

- 八角茴香精油
- 苦杏仁精油
- 山金車精油
- 羅勒精油
- 樺木精油
- 白樟腦精油
- 褐樟腦精油
- 黃樟腦精油
- 肉桂皮精油
- 快樂鼠尾草精油
- 絲柏精油
- 穗花薰衣草精油
- 茴香精油
- 茉莉精油
- 牛膝草精油
- 杜松精油
- 馬鬱蘭精油
- 艾草精油
- 沒藥精油
- 肉豆蔻精油
- 牛至精油
- 胡薄荷精油
- 歐芹葉子精油
- 胡椒薄荷精油
- 玫瑰精油
- 迷迭香精油
- 香薄荷精油
- 百里香精油
- 馬鞭草精油
- 白珠樹精油

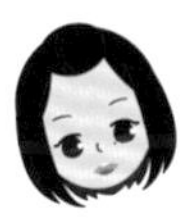

可以在懷孕中、
後期使用的精油 *

- 佛手柑精油
- 德國洋甘菊精油
- 羅馬洋甘菊精油
- 岩蘭草精油
- 檸檬精油
- 天竺葵精油
- 乳香精油
- 廣藿香精油
- 檀香精油
- 絲柏精油（低量）
- 茶樹精油
- 橙花精油

?

* 使用前，請先按實際情況諮詢專業芳療師及家庭醫生。
此表並非完整，只列出常見的精油。

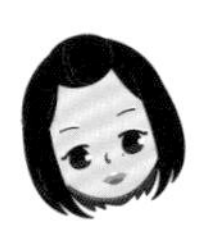

此表並非完整，只列出最常見症狀及常用精油 *

背部、腰疼痛	・真正薰衣草精油 ・羅馬洋甘菊精油 ・檸檬精油
便秘	・生薑精油 ・羅馬洋甘菊精油 ・橙花精油 ・甜橙精油
疲勞	・佛手柑精油 ・乳香精油 ・苦配巴精油 ・檸檬精油 ・甜橙精油 ・甜馬鬱蘭精油
痔瘡	・乳香精油 ・天竺葵精油
腸胃問題	・檀香精油 ・生薑精油 ・真正薰衣草精油 ・羅馬洋甘菊精油
睡眠問題	・羅馬洋甘菊精油 ・岩蘭草精油 ・真正薰衣草精油 ・檀香精油 ・橙花精油
呼吸問題	・苦配巴精油 ・檀香精油 ・雪松精油 ・乳香精油 ・松樹精油 ・羅文沙葉精油

腰痠背痛	· 花梨木精油 · 橙花精油	· 廣藿香精油 · 檀香精油
淋巴水腫	· 天竺葵精油 · 生薑精油 · 葡萄柚精油	· 檸檬精油 · 甜橙精油
下肢水腫	· 絲柏精油 · 杜松精油	· 檸檬精油
孕吐	· 葡萄柚精油 · 甜橙精油 · 茶樹精油	· 生薑精油 · 羅馬洋甘菊精油
妊娠紋	· 真正薰衣草精油 · 橙花精油 · 乳香精油	· 岩薔薇精油 · 大馬士革玫瑰精油
靜脈曲張	· 天竺葵精油	· 檸檬精油
腿抽筋	· 天竺葵精油 · 真正薰衣草精油	· 生薑精油

* 使用前，請先按實際情況諮詢專業芳療師及家庭醫生。

71

分娩後可以使用精油？

Can we use essential oils after giving birth?

Answer

哺乳期間要嚴謹選擇精油並低濃度使用。

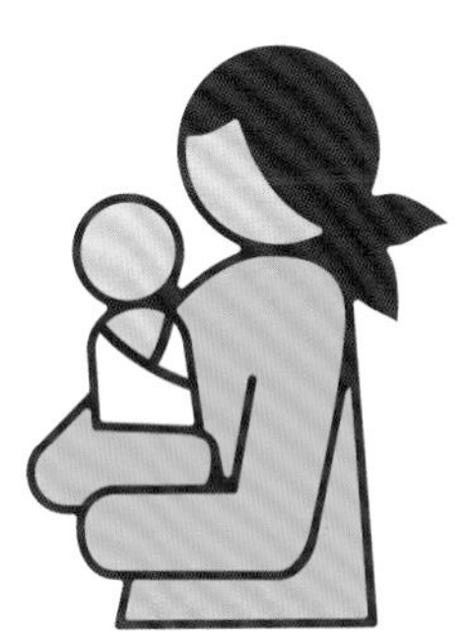

在嬰兒誕生以後，母親在身體和心靈上都經歷了重大的改變，這時精油有很好的振奮和平衡的特性，能夠讓母親的整體感覺良好，而且具有平衡荷爾蒙和改善情緒的作用。

注意在母乳餵哺的期間，建議母親只使用被認為對嬰兒安全的精油，並一定要注意濃度，因為精油的滲透力太強，會滲透到媽媽的血液裡，對母乳品質有直接的影響。又或者在餵哺前，如果沒有把乳頭徹底清潔乾淨的話，嬰兒會直接從母乳中喝到含有精油的奶水，長期來說會影響嬰兒的健康。為了對嬰兒健康影響程度降到最低，哺乳期間若要使用精油的話，請盡量進行低濃度擴香。

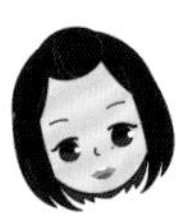

此表並非完整，只列出最常見症狀及常用精油 *

會陰癒合	· 真正薰衣草精油 · 永久花精油	· 絲柏精油
抑鬱	· 佛手柑精油 · 快樂鼠尾草精油 · 葡萄柚精油 · 乳香精油 · 橙花精油	· 廣藿香精油 · 天竺葵精油 · 玫瑰精油 · 依蘭依蘭精油
乳頭破損	· 安息香精油	· 玫瑰精油
奶水不足	· 蒔蘿精油 · 茴香精油 · 茉莉精油	· 羅勒精油 · 山雞椒精油
減少乳汁分泌問題	· 薄荷精油（少量）	
妊娠紋	· 乳香精油 · 沒藥精油	· 真正薰衣草精油 · 天竺葵精油

乳房感染	· 沒藥精油 · 香蜂草精油 · 茶樹精油 · 百里香精油	· 檸檬精油 · 藍雲杉精油 · 羅馬洋甘菊精油
手腕疲勞	· 尤加利精油 · 樟樹精油	· 綠花白千層精油 · 生薑精油
肌筋膜炎	· 尤加利精油 · 鼠尾草精油 · 綠花白千層精油	· 檸檬精油 · 香蜂草精油 · 甜馬鬱蘭精油
傷口護理	· 永久花精油 · 岩薔薇精油	· 真正薰衣草精油
排出惡露	· 永久花精油	· 岩薔薇精油
頭風	· 生薑精油	

* 使用前，請先按實際情況諮詢專業芳療師及家庭醫生。

72

喝酒時不要使用的精油？

Which essential oils we should not use during drinking and driving?

Answer

在喝酒或開車時都絕對不能使用快樂鼠尾草精油。

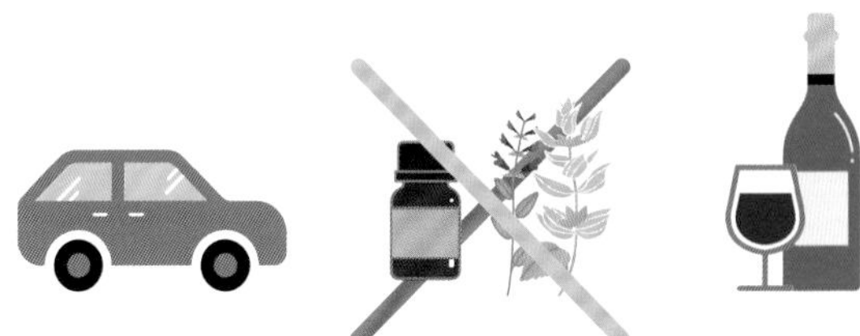

喝酒的時候絕對不能使用快樂鼠尾草精油，因為快樂鼠尾草有很強的放鬆效果。當喝酒以後，快樂鼠尾草能擴大酒精的作用，感到反胃噁心，甚至造成無法想像的錯亂與嚴重宿醉的症狀。

快樂鼠尾草同時也有強烈鎮靜的效果，它的氣味能帶來「令人愉快滿足」的效果，多數人聞到後都會感到非常放鬆，甚至感到睏倦，使人的注意力難以集中。因此，在開車前與開車的時候都不要用快樂鼠尾草精油。

73

低血壓人士可以使用精油？

Can people with low blood pressure use essential oils?

Answer

低血壓人士可以使用精油。但避免使用依蘭依蘭、羅馬洋甘菊、佛手柑、甜馬鬱蘭、真正薰衣草。

低血壓在生理與醫學上是指血壓不正常的偏低，一般而言如果收縮壓低於 100 毫米汞柱，且維持一定的狀態時，就可視為低血壓。

如果血壓過低，會經常感到全身處於無力的狀態，最明顯的症狀是只要一站起來就會頭暈，其他症狀還有神經衰弱、頭昏眼花、步伐不穩。為了增加提神的效果，白天可以選擇薄荷、黑胡椒、絲柏、尤加利、天竺葵、生薑、 檸檬草、橙花、肉豆蔻、松、迷迭香或百里香精油，進行擴香或塗抹手腕、耳後，能使人神清氣爽， 更有活力和行動力。晚上則可以改用放鬆的香氣，如檸檬、花梨木、乳香精油。

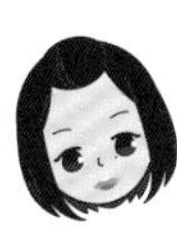

低血壓人士應避免
使用以下精油 *

- 依蘭依蘭精油
- 羅馬洋甘菊精油
- 佛手柑精油
- 甜馬鬱蘭精油
- 真正薰衣草精油

* 使用前，請先按實際情況諮詢專業芳療師及家庭醫生。
此表並非完整，只列出常見的精油。

74

高血壓人士可以使用精油？

Can people with high blood pressure use essential oils?

Answer

高血壓人士可以使用精油。但避免使用迷迭香、快樂鼠尾草、牛膝草、百里香、花梨木、肉豆蔻、尤加利。

心臟泵出的血的壓力不是每個人都完全一樣的，做體力活動、面臨壓力、遇到突發事情心情緊張的時候，血壓都會升高。但如果血壓長期都處於高的狀態，就可以看作是高血壓。很多生活因素亦會間接引發高血壓，如長期處於高度壓力環境、吸煙、酒精和高脂肪食物攝取過多等。

血壓的升高使心臟推動血液在血管內循環時的負擔加大，經常感覺頭痛、頭暈、耳鳴、眼花、注意力不集中、記憶力減退、手腳麻木、疲乏無力、易煩躁等症狀。 快樂鼠尾草、真正薰衣草、甜馬鬱蘭等精油都有降低血壓的作用。特別是真正薰衣草，還具放鬆功效。而杜松果可以改善腎功能。建議每天晚上稀釋精油塗抹在前胸、腹部、背部和腳底。

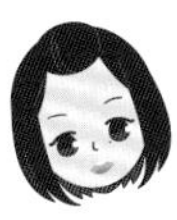

高血壓人士應避免使用幫助血管收縮或有升壓效果的精油 *

- 迷迭香精油
- 鼠尾草精油
- 牛膝草精油
- 百里香精油
- 花梨木精油
- 肉豆蔻精油
- 尤加利精油

* 使用前，請先按實際情況諮詢專業芳療師及家庭醫生。
此表並非完整，只列出常見的精油。

75

肝、腎功能不佳人士可以使用精油？

Can people with reduced liver and kidney function use essential oils?

Answer

肝、腎功能不佳的人要謹慎控制精油的用量。降低濃度與避免塗抹在身上，以免造成肝腎的負擔。

長期服用藥物的人、長期配合醫療如化療期間的癌症病人、有家族病史或自身肝功能不好的人、過敏體質的人、肝臟相關疾病如肝炎、肝硬化的人、重症或大病初癒的人、特殊族群如嬰幼兒、老人、有慢性疾病的人、酗酒或習慣用藥的人都會肝、腎功能不好。

選擇擴香的精油沒有太大的限制，選擇塗抹身上的精油要進行低濃度稀釋，並根據自身身體情況向專業芳療師或家庭醫生查詢。精油建議方面：迷迭香可以刺激膽汁分泌、減輕黃疸、調順肝臟；絲柏、檸檬可以減輕肝臟的淤塞，幫助肝臟排毒；杜松可以幫助肝臟解毒，減輕肝負擔。

如果肝、腎功能嚴重受損的人就只能選擇擴香精油，也不推薦擅自直接塗抹在身上。因為大部份精油被吸收後需要肝來進行排毒，而塗抹身上的精油有機會加重肝腎負擔，因此肝腎功能嚴重受損的人應遵照專業芳療師及醫生建議，按指示才將精油塗抹在身上。

76

蠶豆症 G6PD 人士可以使用精油？

Can people with G6PD fava bean disease use essential oils?

Answer

蠶豆症 G6PD 人士在使用精油前應諮詢專業人士或家庭醫生。

一般蠶豆症 G6PD 人士建議使用擴香的方式吸入精油，只要濃度不高，進入血液循環的機率相對也較低，對身體的影響就沒那麼大。

使用含有樟腦的精油時應額外小心，如藍雲杉、茴香、牛至、迷迭香、鼠尾草、 百里香、艾菊等。單方和複方精油都含有黃樟素、甲基水楊酸和薄荷醇這些化學結構的精油都要特別注意。

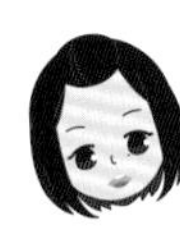

蠶豆症 G6PD 人士避免使用以下精油 *

- 醒目薰衣草精油
- 龍艾精油
- 芳樟葉精油
- 樟樹精油
- 肉桂精油
- 香茅精油
- 羅勒精油
- 花梨木精油
- 馬鬱蘭精油
- 松針精油
- 迷迭香精油
- 鼠尾草精油
- 百里香精油
- 白千層精油
- 丁香精油
- 馬鞭草精油

* 使用前，請先按實際情況諮詢專業芳療師及家庭醫生。此表並非完整，只列出常見的精油。

77 嗲喘人士可以使用精油？

Can people with asthma use essential oils?

Answer

哮喘人士可以透過一些抗炎的精油來紓緩哮喘症狀。

哮喘又叫支氣管哮喘，是一種慢性氣道炎症，氣管敏感容易反覆發作。常見的症狀有呼吸困難、呼吸急促、胸悶，通常都是突發性的。

以下會針對哮喘期間常見的情況來選擇精油：日常的哮喘護理，建議選擇真正薰衣草、尤加利、迷迭香混合植物油，透過塗抹的方式，有效紓緩呼吸系統，同時令人平靜放鬆；預防哮喘發作，可以早晚將精油塗抹腳底；哮喘正在發作時，可以立即在背上和胸口塗抹精油，為了提高暢順呼吸，還可以增加乳香。

哮喘者一般不適合使用熱水蒸氣法吸入精油，因為過強的蒸氣，反而會使哮喘病患者一時喘不過氣來，容易造成危險。選擇擴香機就不受影響了。

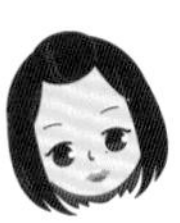

哮喘人士適用的精油 *

- 佛手柑精油
- 絲柏精油
- 尤加利精油
- 真正薰衣草精油
- 檸檬精油
- 薄荷精油
- 迷迭香精油

* 使用前，請先按實際情況諮詢專業芳療師及家庭醫生。
此表並非完整，只列出常見的精油。

78
癲癇人士可以使用精油？
Can people with epilepsy use essential oils?

Answer

患有癲癇症人士在使用精油前應諮詢專業人士或家庭醫生。

某些精油對癲癇症人士有修復神經系統作用，如佛手柑、乳香、真正薰衣草、依蘭依蘭。精油分子能直接殺滅病菌及微生物，增強人體免疫力，並預防感冒，減少誘發癲癇症發作的可能性，對恢復有正面的影響。此外睡眠質量的好壞，對癲癇症的影響很大，建議可以使用一些真正薰衣草、洋甘菊、茉莉精油，提高睡眠質素。

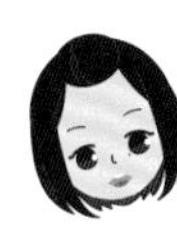

癲癇症人士不適合使用以下精油，這些精油有很大可能觸發較敏感的癲癇症患者 *

- 洋茴香精油
- 牛膝草精油
- 迷迭香精油
- 苦杏仁精油
- 樟樹精油
- 肉桂皮精油
- 艾草精油
- 野馬鬱蘭精油
- 鼠尾草精油
- 茶樹精油
- 苦艾精油
- 艾菊精油
- 側柏精油
- 龍艾精油

* 使用前，請先按實際情況諮詢專業芳療師及家庭醫生。
此表並非完整，只列出常見的精油。

79
癌症病人可以使用精油？
Can cancer patients use essential oils?

Answer

癌症病人可以用精油作為輔助的形式來減輕痛楚和提升生活素質。

香薰療法在腫瘤的治療方面最大的優勢在於病人情感和精神上的溝通更容易，能給予安慰和平靜的感覺，精油的香氣可以由他們自己選擇。氣味會使人快樂但同時亦容易刺激人體的深層記憶，在精油選擇方面盡量避免使用單方精油，為免日後一旦再次接觸亦容易讓癌症病人聯想起一些治療期間的難過記憶，因此推薦調配成複方精油使用，氣味更多元化，效果也更好。

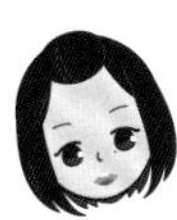

遇到和女性荷爾蒙有關的癌症患者，如乳腺癌、子宮內膜腫瘤等問題，應避免使用像雌性荷爾蒙一樣特性的精油，包括 *

- 甜茴香精油
- 苦茴香精油
- 快樂鼠尾草精油
- 綠花白千層精油
- 香桃木精油
- 肉桂精油
- 羅勒精油

* 使用前，請先按實際情況諮詢專業芳療師及家庭醫生。
此表並非完整，只列出常見的精油。

80

小狗可以使用精油？

Can a puppy use essential oils?

Answer

小狗可以使用精油，但先觀察小狗的反應
讓小狗先聞精油的氣味，再決定是做稀釋
噴霧還是全身按摩。

芳香按摩法能給小狗起到非常好的效果，可以鎮靜神經，增強身體血液循環的作用，主人對小狗的撫摸按摩，有效加強之間的感情，使用時要溫柔地安撫。 主人給小狗使用精油之前，最好讓小狗先聞精油的氣味，看牠對這種香氣的反應，再決定是做稀釋噴霧還是全身按摩。

在給小狗使用精油的時候要注意稀釋精油，不要直接把精油塗抹在小狗的身體上。任何年齡少於 6 個月的小狗，除了最溫和安全的真正薰衣草，大部份情況都盡量不使用其他精油。

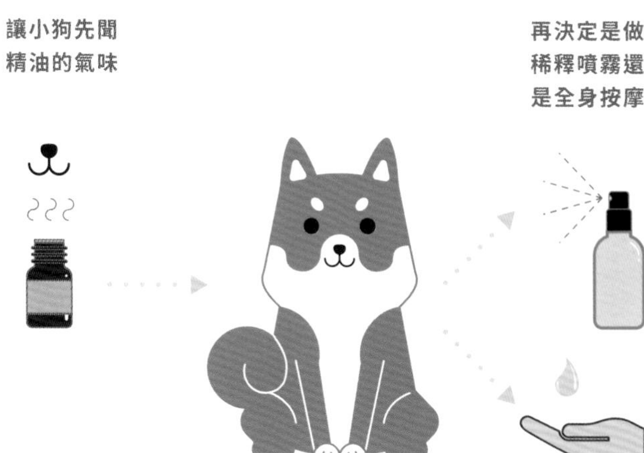

81
小喵可以使用精油？
Can kittens use essential oils?

Answer

小喵可以使用精油，但要避開萜烯類、酚類和酮類，此類精油對小喵有毒性。

小喵的肝臟機能和小狗非常不同。無論是外用、攝入還是吸入，精油都會被吸收進入血液循環，然後在肝臟中代謝。

對於大部分哺乳動物來說，葡萄糖醛酸化是一個重要的解毒途徑。然而，小喵並沒有這一代謝途徑，所以排毒功能很弱。精油成份當中萜烯類（Terpenes）、酚類（Phenols）和酮類（Ketones）對小喵是具有毒性的。

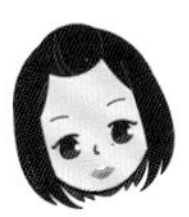

對小喵避免使用具萜烯類、酚類和酮類成份的精油 *

類別			
萜烯類	· 檸檬精油	· 落葉松精油	· 葡萄柚精油
	· 青檸精油	· 黑雲杉精油	· 佛手柑精油
	· 苦橙精油	· 杜松漿果精油	· 冷杉精油
	· 甜橙精油	· 絲柏精油	
酮類	· 永久花精油	· 綠薄荷精油	· 薄荷精油
	· 馬纓丹精油	· 萬壽菊精油	· 尤加利精油
	· 桂花精油	· 樟樹精油	· 雪松精油
	· 紫羅蘭精油	· 馬鞭草精油	
酚類	· 肉桂精油	· 羅勒精油	· 百里香精油
	· 丁香精油	· 香薄荷精油	· 牛至精油

* 使用前，請先按實際情況諮詢專業芳療師及獸醫。
此表並非完整，只列出常見的精油。

82

小鳥可以使用精油？

Can birds use essential oils?

Answer

小鳥請盡量使用純露，且寧稀勿濃、寧少勿多。

小鳥在我們印象當中都是在自然的花草中奔放地飛翔，或許我們都以為精油對牠們是友善的。然而因為小鳥的體型較小，以及和小喵一樣沒有葡萄糖醛酸化的功能，因此精油對於小鳥來說是太大的刺激。可以用水稀釋純露後再給小鳥使用。

出外也可以使用稀釋後的玫瑰純露，但記得要留意小鳥的狀況。若有抗拒反應和異狀請立即停用，諮詢獸醫。

洗澡	可以用 10% 濃度的純露給小鳥洗澡。
小蝨子	一些鳥類從寵物店買回來的時候，往往會有一些小蝨子，這時候可以利用水稀釋 20% 左右的純露驅蟲。可以選擇雪松、香脂冷衫、綠香桃木純露。
換毛	可利用水稀釋 10%-20% 的純露拍撒在小鳥身上。可以選擇天竺葵、羅馬洋甘菊、薰衣草、胡蘿蔔籽純露。

* 使用前，請先按實際情況諮詢專業芳療師及獸醫。
此表並非完整，只列出常見的純露。

7

Chapter

生活應用

Daily application

83

哪些精油對我們的消化系統有幫助？

Which essential oils can help our digestive system?

Answer

橘子類精油和種子類精油都對消化系統有很大的好處，包括生理層面上是很好的排毒高手，心理層面上則可以帶來激勵人心的作用。

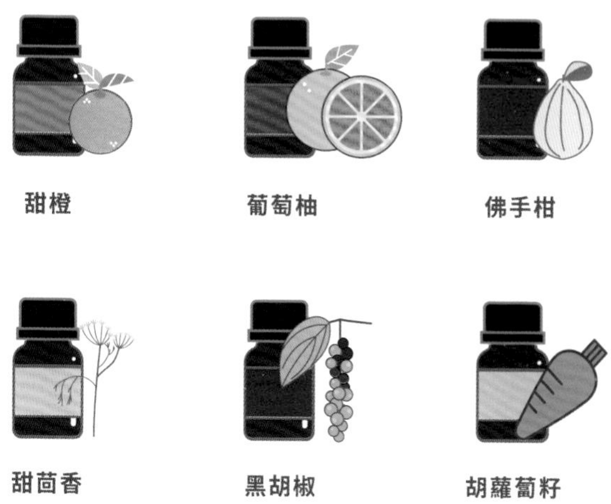

橘子類精油如甜橙、檸檬、葡萄柚、佛手柑等。種子類精油如甜茴香、黑胡椒、胡蘿蔔籽等。當聞到這些氣味的時候，肚子就有咕嚕咕嚕的感覺，這是這些植物給予人本能的直覺，是消化和排毒的高手。

這些精油都是植物的小孩，清新、活潑，都有激勵人心、令人愉快、有強化的能量。它們的反射作用可給消化系統帶來正面的影響，所以當我們情緒低落，吃太飽或沒有胃口的時候，例如脹氣、消化不良、便秘、腹痛等都可以起到幫助。

84

哪些精油可以幫助處理情緒？

Which essential oils can help to deal with emotions?

Answer

花類精油具有靈性的美感，可以處理最纖細複雜的情緒問題，提供撫慰、提高自信心和帶給人幸福感。

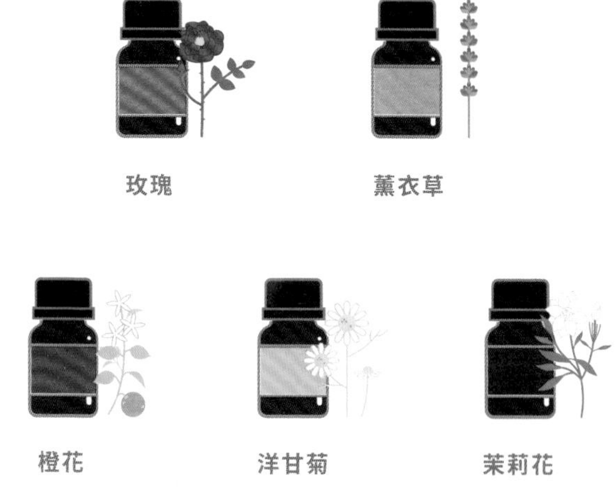

花類精油如玫瑰、薰衣草、洋甘菊、橙花、茉莉花等。它們溫暖的香氣，能起到鼓舞、喚醒的效果，當我們受到挫折，情緒欠佳或處理交際的問題，因社交生活而產生害羞、缺乏自信、失去生活激情等問題，他們能帶來非常深刻和愉快的改善效果。

花朵是植物的臉，是吸引昆蟲和繁衍後代的主要生殖器官，因此其精油對支援生殖器官和管理情緒都有很好效果，如真正薰衣草和永久花可以護膚、平衡油脂、祛疤祛皺；天竺葵和玫瑰可以用來調節內分泌系統；依蘭依蘭和茉莉可以改善荷爾蒙問題；快樂鼠尾草可以用來保養卵巢等問題。

85

哪些精油對我們的免疫系統有幫助？

Which essential oils can help our immune system?

Answer

草葉類精油可以處理好生理和心理平衡，提高身體免疫力。

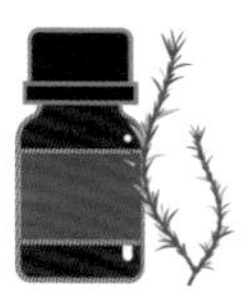
迷迭香

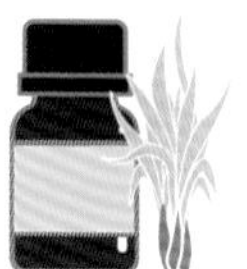
檸檬草

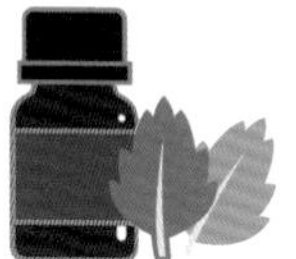
薄荷

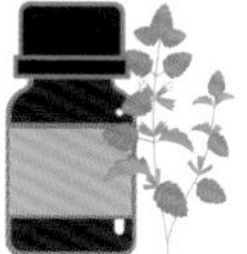
香蜂草

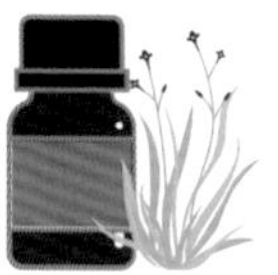
玫瑰草

草類精油如迷迭香、檸檬草、香蜂草、玫瑰草等，具有很好的抗微生物作用，也是昆蟲的天敵，具有強烈、刺激、有穿透力的氣味，給人乾淨和清新的力量，可以撫慰人心、紓解壓力，適合用在疲憊、有無力感的情況， 進一步強化免疫系統。

在支援免疫力方面，檸檬草對神經痛、風濕痛、頭痛具有紓緩的效果。迷迭香可以促進血液循環、紓解疼痛。薄荷能改善油性膚質或油性髮質引起的皮膚病症。岩蘭草有放鬆解壓的特性，可以改善睡眠。香蜂草有調節子宮的作用，有助提高受孕機會。玫瑰草有抗菌解熱的特質，可以紓緩感冒所產生的頭痛、頭暈等不適。

86

哪些精油對我們的呼吸系統有幫助？

Which essential oils can help our respiratory system?

Answer

葉子類精油可以處理好呼吸系統問題，強化心肺功能。

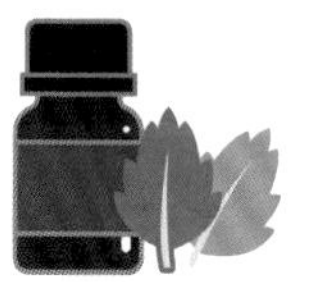

薄荷

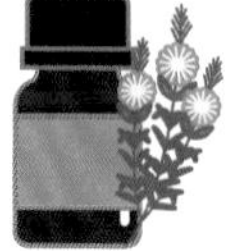

茶樹

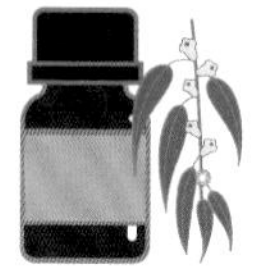

藍膠尤加利

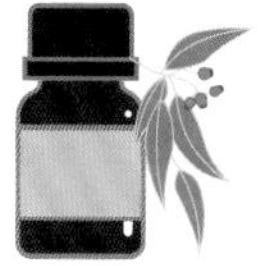

澳洲尤加利

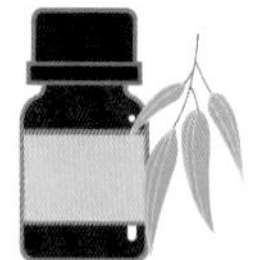

檸檬尤加利

葉子類精油如薄荷、茶樹、尤加利等。其中尤加利又有藍膠尤加利、澳洲尤加利、史密斯尤加利、檸檬尤加利。後三種尤加利即使 6 歲以下兒童也可以安全使用。成人最常用的是藍膠尤加利，殺菌功效最好的是澳洲尤加利，小孩子最喜歡的是檸檬尤加利。

在支援呼吸系統方面，薄荷可以紓緩感冒初期的鼻塞問題。尤加利可以紓緩支氣管炎和鼻炎的不適。葉子也是害蟲的敵人，所以葉子類精油都有天然驅蟲的效果。

87

哪些精油對冥想有幫助？

Which essential oils can help with meditation?

Answer

木類精油給人沉靜的感覺，幫我們重新找到平衡，適合用在冥想。

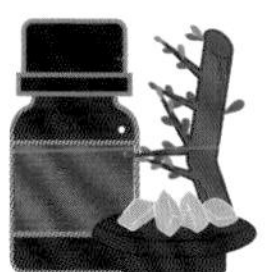
沒藥

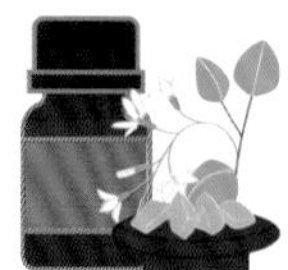
安息香

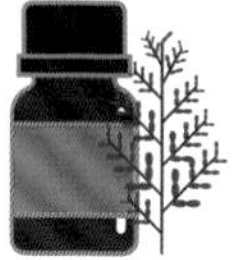
雪松

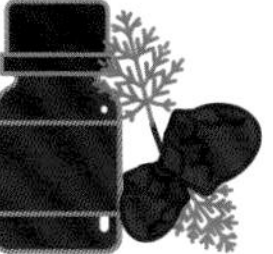
絲柏

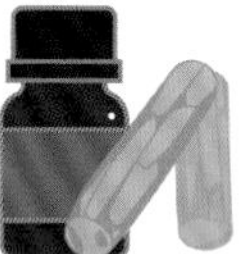
檀香

木類精油如雪松、絲柏、檀香、紅檜等，這些木類精油是自然界中最珍貴的空氣芬多精，厚實沉靜的香氣可以淨化呼吸道健康，給人沉靜的舒服感，幫助我們重新找到平衡，也是冥想時的恩物。

生活壓力大、節奏急速的生活，容易造成頭痛、神經衰弱、失眠等煩惱，木類精油擁有沉穩溫暖的特性，能夠有效地協助釋放阻塞的情緒，有效安撫緊張、焦慮，幫助在逆境中增長自己的力量。

88

哪些精油可以幫助修復？

Which essential oils can help to repair?

Answer

樹脂類精油能抵禦各種感染，對內外損傷都能起到很好的功效。

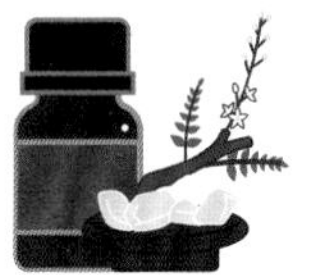

乳香

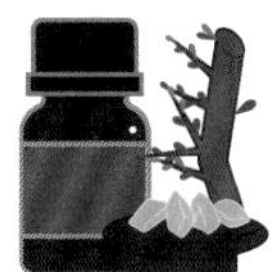

沒藥

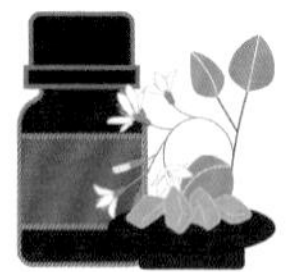

安息香

樹脂類精油如乳香、沒藥、安息香、香脂等，這類樹脂精油是樹木受傷後流出的一種黏液，能幫助樹木抵抗感染，快速復原。同樣當我們受傷的時候，樹脂類精油對割傷、燙傷、疤痕修復、濕疹、發炎都有很好的修復效果。

散發著溫馨清純的木質香氣又透出淡淡的果香的樹脂類精油，給人一種很穩定踏實的感覺，特別適合很急躁或正在生氣的人使用，使人感受到從未有過的放鬆和紓緩，讓心情變好而平和，還能療癒心靈創傷。

89

哪些精油對我們的溝通能力有幫助？

Which essential oils can help with improving our communication skills?

Answer

根類精油厚重的氣味能穩定情緒、開闊思路和增強溝通能力的作用。

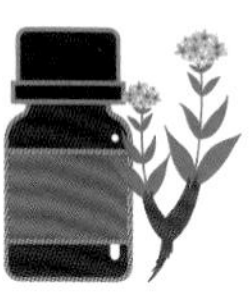

穗甘松

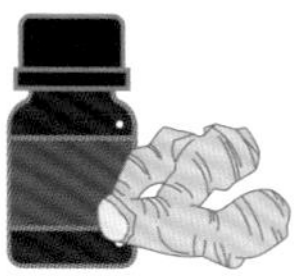

生薑

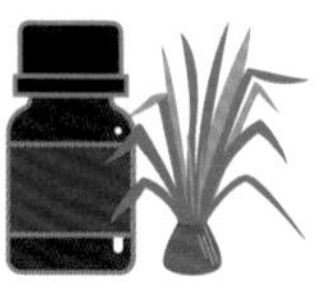

岩蘭草

根類精油如穗甘松、生薑、岩蘭草等。根是促使整株植物營養吸收的一個重要部位，負責傳導和吸收，因此它們共通的特性是促進吸收、穩定神經和鎮靜情緒。

根類精油最大的特點是伸進泥土而且穩穩地抓住地面，這種根深蒂固的特性給人腳踏實地、沉穩的力量。厚重的氣味能穩定人們的情緒，開闊人們的思路，增強自信，擁有更好的溝通表達能力。

8 Chapter

芳療配方

Taking charge of your health

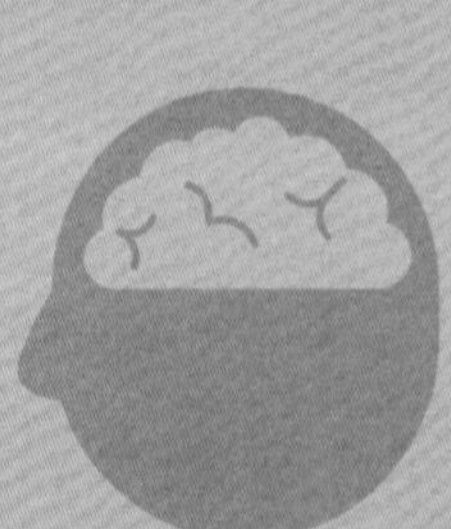

90

處理神經及內分泌問題的建議精油 *

Recommended essential oils for handling neurological and endocrine problems

* 建議精油只供參考，效果因實際情況而異，
使用時若有疑問請先咨詢您的家庭醫生或專業芳療師。

慢性疲勞綜合症

慢性疲勞綜合症大多是長期忙碌後產生。引發原因可能是免疫力系統下降、荷爾蒙失調、遺傳基因、情緒病等。

建議精油

薄荷
檸檬
青檸
香橙

使用方法

可直接使用 3-5 滴純精油，放在擴香機內進行擴香。

或用 1 滴建議精油，塗抹在鼻下，同時可以提神。

或每週 1-2 次，選擇 2-3 種精油，用 30ml 植物油稀釋 15-18 滴建議精油，進行全身按摩。

或每週 1-2 次，用一湯匙瀉鹽混合 10 滴精油，然後倒入裝熱水的水盆中，進行泡浴。

增強記憶

大腦可以幫助我們創造和儲存記憶，精油能改善精神注意力和記憶。

建議精油

迷迭香
岩蘭草
薄荷
永久花
聖檀木
檸檬
羅勒
小豆蔻

使用方法

可直接使用 3-5 滴純精油，放在擴香機內進行擴香。

或用 1 滴建議精油，塗抹在鼻下，同時可以提神。

或每天 3-6 次，用 5ml 植物油稀釋 1-2 滴建議精油，塗在太陽穴、前額、頭頂、頸後。

或睡前，用 5ml 植物油稀釋 1-2 滴建議精油，塗抹腳底。

頭暈

頭暈通常是因為大腦的血液供應減少。脫水、中暑等原因也會引致頭暈。暈眩則是因爲大腦或內耳失衡引致。

建議精油

薄荷
山香
柑橘
羅勒
小豆蔻
綠花白千層
檀香
乳香
藍雲杉

使用方法

使用 1-2 滴建議純精油，直接塗抹在太陽穴、耳後和頸後。

或用 1 滴建議純精油，直接塗抹在鼻下。

或睡前，用 5ml 植物油稀釋 2-3 滴建議精油，塗抹腳底。

身體疲勞

身體疲勞的症狀是缺乏能量、感到疲憊與倦怠 。成因有很多種，包括甲狀腺功能欠佳，腎上腺失衡、糖尿病、癌症和其它病症。

建議精油

薄荷
檸檬香茅
山香
杜松
羅勒
檸檬
青檸
迷迭香
百里香
絲柏

使用方法

每天 2-4 次，用植物油稀釋 1-2 滴建議精油，塗抹在太陽穴，鎖骨和耳後。

或用植物油稀釋 1-2 滴建議精油，塗抹背部，再進行熱敷。

或每週 1-2 次，準備大桶裡加入大約 40°C 熱水，用一湯匙瀉利鹽混合 6-8 滴精油，再倒入水盆中，進行全身泡浴，浸泡 10-20 分鐘。結束後直接用毛巾擦乾水份即可。

內分泌系統失調

內分泌系統是指身體分泌荷爾蒙的腺體，各種激素是通過反饋調節機制保持平衡，當其中一種激素抵抗，過多或過少，就會出現系統紊亂。它的臨床表現有肥胖、不孕、臉上長痘等。

建議精油

香桃木
乳香
茴香
藍雲杉
快樂鼠尾草
天竺葵

使用方法

可直接使用 3-5 滴純精油，放在擴香機內進行擴香。

或每天 2-4 次，用植物油稀釋 1-2 滴建議精油，塗抹在甲狀腺、腎上腺、肝。

或用 1-2 滴建議純精油，直接滴在腳姆趾、腳踝和手腕。

或每週 1-2 次，準備面盆或水桶裡加入大約 40 °C 熱水，用一湯匙瀉利鹽混合 3-4 滴精油，再倒入水盆中，進行盆浴，浸泡 10-15 分鐘。結束後直接用毛巾擦乾水份即可。

偏頭痛

大多偏頭痛（血管性頭痛）是因為情緒或天氣的冷熱造成血管的擴張與收縮繼而引發的頭痛。 偏頭痛通常會伴隨眼部疲勞和視力降低等症狀。

建議精油

羅勒
德國洋甘菊
永久花
真正薰衣草
甜馬鬱蘭
薄荷
迷迭香

使用方法

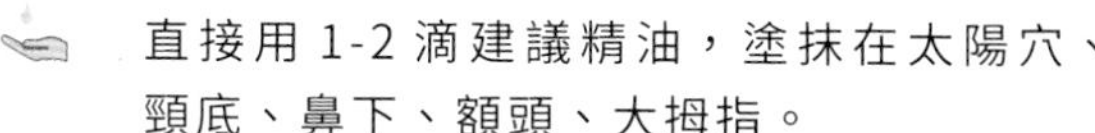

直接用 1-2 滴建議精油，塗抹在太陽穴、頸底、鼻下、額頭、大拇指。

或用 5ml 植物油稀釋 1-2 滴精油，塗抹頸後或背部，再進行熱敷。

高膽固醇

因為飲食、抽菸或藥物的關係，如果動脈中不斷有脂肪膽固醇累積，就有可能出現胸痛和心臟病等問題。

建議精油

永久花
羅馬洋甘菊
迷迭香
德國洋甘菊
丁香

使用方法

每天 2-3 次，用 5ml 植物油稀釋 1-2 滴建議精油，塗抹在手腕、手肘內側、喉嚨底部。

或每天 3 次，用 5ml 植物油稀釋 2 滴建議精油，沿著脊椎揉搓。

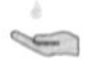

或每週 2 次，用 30ml 植物油稀釋 2-3 種精油，15-18 滴建議精油，進行全身按摩。

血液循環不良

血液循環不順暢的人常會感到手腳冰冷。定期使用精油、運動、按摩等都能有效改善血液循環。

建議精油

永久花
岩薔薇
藍雲杉
黑胡椒
絲柏
雪松
迷迭香

使用方法

每天 2-3 次，用 2-3 滴精純的建議精油，塗抹手腕內側和足部穴位。

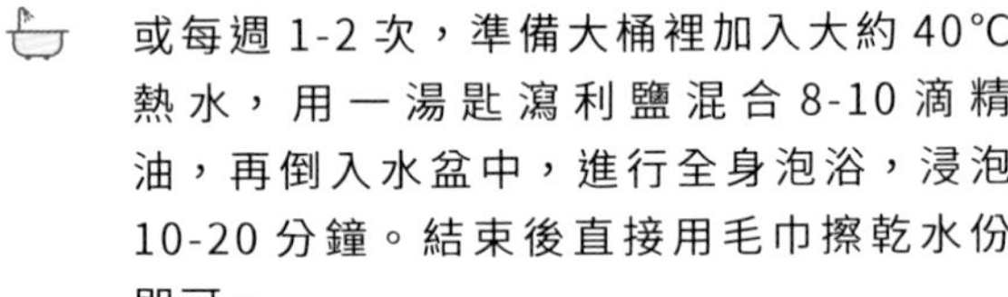

或每週 1-2 次，準備大桶裡加入大約 40°C 熱水，用一湯匙瀉利鹽混合 8-10 滴精油，再倒入水盆中，進行全身泡浴，浸泡 10-20 分鐘。結束後直接用毛巾擦乾水份即可。

或每週 2 次，用植物油稀釋 2-3 種精油，15-18 滴建議精油，進行全身按摩。

糖尿病

糖尿病會導致精神不振和持續高血糖。一型糖尿病多數被認為是遺傳性疾病，通常在 30 歲左右發病。二型糖尿病成因可能與營養攝取有關，通常發生在老年時候。

建議精油

丁香
芫荽
茴香
蒔蘿
桂皮
檸檬香茅

使用方法

每日 3 次，可直接使用 3-5 滴純精油，放在擴香機內進行擴香，每次半小時。

或每週 2-3 次，用 5ml 植物油稀釋 1-2 滴建議精油，沿著脊椎揉搓。

緊張性頭痛

緊張性頭痛，又叫壓力性頭痛，是成年人最常患的頭痛類型。引發的原因可能有某種內在或外在壓力、飢餓、睡眠不足、頭皮和頸背肌肉緊張，焦慮所引致。

建議精油

小豆蔻
柑橘
茉莉
玫瑰草
天竺葵
乳香
薄荷
真正薰衣草
羅馬洋甘菊
佛手柑

使用方法

每日 3 次，可直接使用 3-5 滴純精油，放在擴香機內進行擴香，每次半小時。

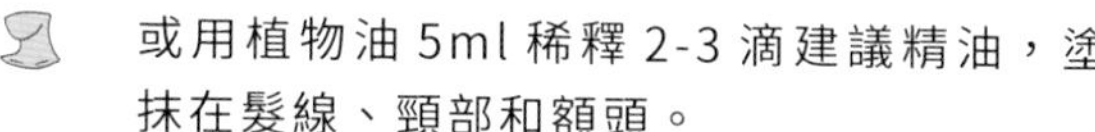

或用植物油 5ml 稀釋 2-3 滴建議精油，塗抹在髮線、頸部和額頭。

水腫

水腫是液體在組織內累積，特別是腳踝周圍容易腫脹。如果身體缺乏鉀質會令腫脹更嚴重。

建議精油

茴香
杜松
德國洋甘菊
薄荷
真正薰衣草
葡萄柚
永久花
柑橘
廣藿香
天竺葵
絲柏

使用方法

每天 2-3 次，用 5ml 植物油稀釋 2-4 滴建議精油，塗抹受影響的身體部位。

或每天 1-2 次，用 5ml 植物油稀釋 1-2 滴建議精油，塗抹受影響的身體部位，再進行冷敷。

或用 5ml 植物油稀釋 2-3 滴建議精油，塗抹腳底。

或用 30ml 植物油稀釋 3 種建議精油 15-18 滴，塗抹在腿部，從足部一直按摩至大腿，持續一週。

或每週 1-2 次，準備大木桶裡加入大約 40°C熱水，用一湯匙瀉利鹽混合 8-10 滴精油，再倒入水盆中，進行全身泡浴，浸泡 10-20 分鐘。結束後直接用毛巾擦乾水份即可。

神經痛

神經痛是由於神經損傷引起的疼痛，是周圍神經系統中任意部位的疼痛症狀。常發生在面部、脊椎或其他部位。

建議精油

冬青
永久花
甜馬鬱蘭
薄荷
肉豆蔻
茶樹
羅馬洋甘菊
迷迭香
青檸
黑胡椒

使用方法

每天 3-5 次，用 10ml 植物油稀釋 6-10 滴建議精油，塗抹患處，再進行熱敷。

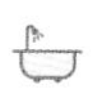

或每週 1-2 次，準備面盆或水桶裡加入大約 40°C 熱水，用一湯匙瀉利鹽混合 3-4 滴精油，再倒入水盆中，進行盆浴，浸泡 10-15 分鐘。結束後直接用毛巾擦乾水份即可。

嗜睡

嗜睡症表現為在白天過度嗜睡，是一種睡眠過度的慢性疾病。下丘腦分泌失調或身體缺乏甲狀腺荷爾蒙，會加劇嗜睡。常發病在 15-30 歲之間。

建議精油

薄荷
檸檬
迷迭香
黑胡椒
佛手柑
甜橙

使用方法

用 5ml 植物油稀釋 1-2 滴建議精油後，塗抹在太陽穴、額頭、耳後、鼻下和頸背。

或可直接使用 3-5 滴純精油，放在擴香機內進行擴香，每天 3 次，每次半小時。

或可直接使用 1 滴純精油進行吸聞。

91

處理心臟及血管問題的建議精油 *

Recommended essential oils for handling heart and blood vessel problems

* 建議精油只供參考，效果因實際情況而異，
使用時若有疑問請先咨詢您的家庭醫生或專業芳療師。

血栓

血栓（栓塞、血腫）是一種凝固血塊，由血管或微絲血管壁破裂引起。精油有效平衡血液的黏稠度，促進血栓溶解。

建議精油

永久花
岩薔薇
天竺葵
絲柏
檸檬
葡萄柚

使用方法

每天 2 次，用 5ml 植物油稀釋 1-2 滴建議精油，塗抹背部，再熱敷 15 分鐘。

心臟病發

心臟病發（心肌梗塞）是血液循環出現堵塞、導致心臟某些位置的血液無法供應。心臟病可分為輕微或嚴重。如果懷疑自己出現心臟病發症狀，請立即看醫生。

建議精油

冬青
薄荷
真正薰衣草
德國洋甘菊
永久花
黑雲杉
山香
丁香
肉豆蔻
苦配巴
聖檀木

使用方法

用 2-3 滴純精油，直接滴在左手和手臂上，然後向心臟方向推。

或每天 1-2 次，用 5ml 植物油稀釋 1-2 滴建議精油，塗抹在手部、足部、手臂。

或每天 2-3 次，用 5ml 植物油稀釋 1-2 滴建議精油，塗抹在手腕、手肘內側、喉嚨、左胸、左肩和頸後。

或每週 2-3 次，用 5ml 植物油稀釋 1-2 滴建議精油，塗抹後背，沿著脊椎揉搓。

血管板塊

血管板塊是膽固醇沿著動脈壁積聚成一塊塊，導致動脈變窄。

建議精油

迷迭香
永久花

使用方法

選擇 1-2 種建議精油，用 5ml 植物油稀釋 1-2 滴，塗抹在太陽穴、前額、乳突、頸後、鎖骨對上位置。

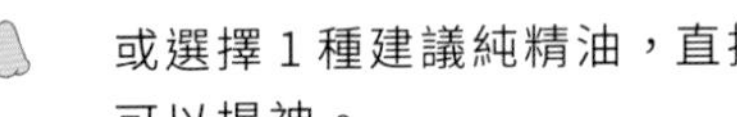

或選擇 1 種建議純精油，直接塗抹在鼻下，可以提神。

或選擇 1-2 種建議精油，用 5ml 植物油稀釋 2-4 滴，在睡前塗抹腳底。

出血性中風

出血性中風是血管壁的脆弱部位膨脹，導致破裂，腦中風則是血液流入大腦周圍的組織。中風會導致非常嚴重的後果，如果懷疑自己有中風的跡象，請立即看醫生。

建議精油

絲柏
岩薔薇
永久花
肉豆蔻
檀香

使用方法

選用 1-2 種建議精油，用 5ml 植物油稀釋 1-2 滴，塗抹在太陽穴、前額、乳突、頸後、鎖骨對上位置。

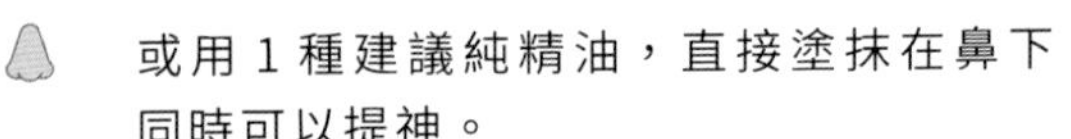

或用 1 種建議純精油，直接塗抹在鼻下，同時可以提神。

或睡前，用 5ml 植物油稀釋 2-4 滴建議精油，塗抹腳底。

靜脈曲張

靜脈曲張（蜘蛛狀血管病）是皮膚中出現明顯的藍色，這是因為靜脈周圍的微絲血管溢血以致凝結 。這狀況通常出現在小腿上。

建議精油

永久花
絲柏
岩薔薇
天竺葵
丁香
薄荷
檸檬
真正薰衣草
柑橘

使用方法

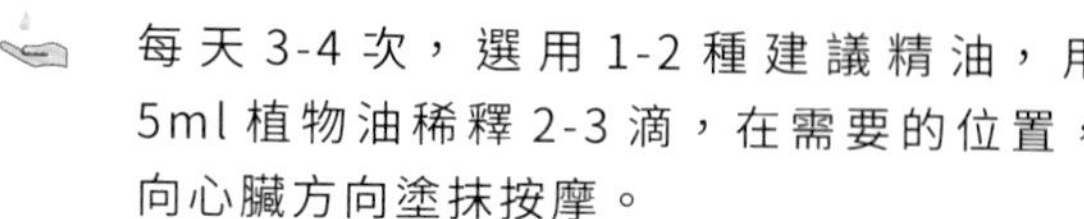

每天 3-4 次，選用 1-2 種建議精油，用 5ml 植物油稀釋 2-3 滴，在需要的位置，向心臟方向塗抹按摩。

或建議白天穿上護腿的長襪。晚上做抬腿練習，每晚提高多 1 英寸，直至腿部較頭部高 4 英寸。

或每週 1-2 次，準備面盆或水桶裡加入大約 40°C 熱水，用一湯匙瀉利鹽混合 3-4 滴精油，再倒入水盆中，進行泡腳，浸泡 10-15 分鐘。結束後直接用毛巾擦乾水份即可。

心跳過快

心跳過快是心跳每分鐘 100 次以上，超出正常範圍。通常在劇烈運動、焦慮、服用藥物後等情況下，都會容易出現心跳過快。這是心律不整的一種形式，如果出現暈眩、胸口痛或呼吸困難，請立刻看醫生。

建議精油

依蘭依蘭
迷迭香
冬青
甜馬鬱蘭
德國洋甘菊
真正薰衣草

使用方法

每天 1-3 次，用 5ml 植物油稀釋 1-3 滴建議精油，塗抹在心臟上方位置、左肩、左胸和頸後。

或用 5ml 植物油稀釋 2-3 種建議精油合共 3 滴，塗抹腳底、手部和手臂。

92

處理呼吸問題的建議精油 *

Recommended essential oils for handling breathing problems

* 建議精油只供參考，效果因實際情況而異，使用時若有疑問請先咨詢您的家庭醫生或專業芳療師。

感冒

感冒是細菌和病菌入侵身體，通常會流鼻水、咳嗽、倦怠等。很多精油有抗微生物的功效，擴香精油可以殺滅空氣中的病菌。

建議精油

絲柏
薄荷
百里香
牛膝草
尤加利
茶樹
乳香
迷迭香
丁香
檸檬

使用方法

每天 1-3 次，用 5ml 植物油稀釋 1-3 滴建議精油，塗抹在額頭、鼻子、喉嚨 、胸部、上背部。

或每天 1-2 次，用 5ml 植物油稀釋 1-3 滴建議精油，塗抹腳底。

或準備大桶裡加入大約 40°C熱水，用一湯匙瀉利鹽混合 8-10 滴精油，再倒入水盆中，進行全身泡浴，浸泡 10-20 分鐘。結束後直接用毛巾擦乾水份即可。

或如果有鼻塞，可直接使用 3-5 滴純精油，放在擴香機內進行擴香，每天 3 次，每次半小時。

流感

流感與感冒相似，都有喉嚨痛、流鼻水和打噴嚏的症狀。相對感冒來說，患有流感會更辛苦。頭痛、疲倦無力、發冷流汗、高燒等都是患有流感的常見症狀。

建議精油

薄荷
牛至
尤加利
茶樹
藍桉
山香
乳香

使用方法

準備大桶裡加入大約 40°C熱水，用一湯匙瀉利鹽混合 8-10 滴精油，再倒入水盆中，進行全身泡浴，浸泡 10-20 分鐘。結束後直接用毛巾擦乾水份即可。

或如果有鼻塞，可直接使用 3-5 滴純精油，放在擴香機內進行擴香，每天 3 次，每次半小時。

哮喘

哮喘病發作會導致呼吸困難或窒息，嚴重會威脅生命。哮喘是由過敏反應所引起，致敏原可以是花粉、皮屑、食物，呼吸道感染、運動、壓力、心理因素等。

建議精油

山香
尤加利
乳香
藍桉
羅文莎葉

使用方法

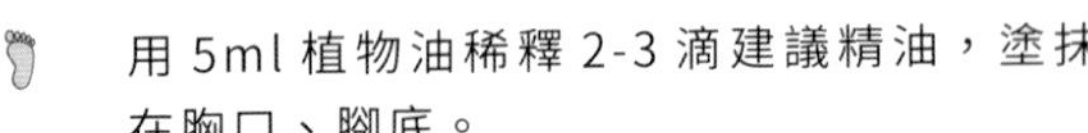

用 5ml 植物油稀釋 2-3 滴建議精油，塗抹在胸口、腳底。

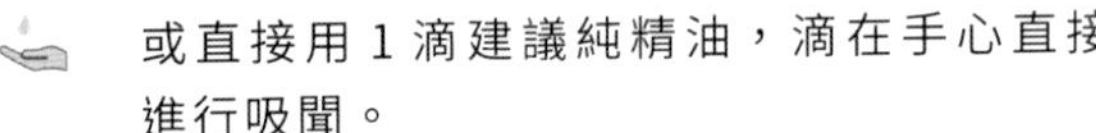

或直接用 1 滴建議純精油，滴在手心直接進行吸聞。

肺炎

肺炎容易在患感冒和流感時發病，肺部把細菌和病菌吸入肺部後，便會引起肺部肺炎常見的症狀包括有胸痛、發熱、咳嗽帶痰、疲勞、呼吸困難等，肺炎要接受專業醫生治療，可以利用精油作補充療效。

建議精油

真正薰衣草
尤加利
茶樹
天竺葵
綠花白千層
松樹
羅文莎葉
百里香
甜馬鬱蘭

使用方法

用 10ml 植物油稀釋 6-10 建議精油，塗抹在胸部和背部。

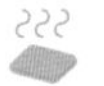

或每天 2-3 次，倒入一盆 80°C 的熱水約 7 分滿，再滴入建議精油滴入 1-4 滴，用大毛巾蓋在頭上以防止蒸氣散掉，讓蒸氣圍住臉部，每次 3-5 分鐘。注意：如有咳嗽或氣喘時請立刻停止。

或準備大桶裡加入大約 40°C 熱水，用一湯匙瀉利鹽混合 8-10 滴精油，再倒入水盆中，進行全身泡浴，浸泡 10-20 分鐘。結束後直接用毛巾擦乾水份即可。

支氣管炎

支氣管炎是支氣管內部發炎，伴隨痰多症狀，可引起肺氣腫。急性支氣管炎是因為感冒等病毒引致上呼吸道感染，從而入侵到肺部。會發熱數天，疼痛急促地咳嗽。慢性支氣管炎是長期病，肺部會持續產生黏液，因此會長期帶痰咳嗽。

建議精油

山香
香桃木
藍桉
羅文莎葉
迷迭香
尤加利
真正薰衣草
沒藥
百里香
冬青
茶樹
薄荷

使用方法

每天 2-4 次，用 5ml 植物油稀釋 2-3 滴建議精油，塗抹頸部、胸部和腳部。

或每天 1-3 次，用 5ml 植物油稀釋 1-2 滴建議精油，塗抹胸部和上背部，再熱敷頸部。

或每天 4-8 次，用一小匙鹽稀釋 1 滴建議精油稀釋，再與水混合，用作漱口。

或直接使用 3-5 滴純精油，放在擴香機內進行擴香，每天 3 次，每次半小時。

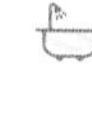
或每週 1-2 次，準備大桶裡加入大約 40°C 熱水，用一湯匙瀉利鹽混合 8-10 滴精油，再倒入水盆中，進行全身泡浴，浸泡 10-20 分鐘。結束後直接用毛巾擦乾水份即可。

或每天 2-3 次，准入一盆 80°C 的熱水約 7 分滿，再滴入建議精油 2-4 滴，用大毛巾蓋在頭上以防止蒸氣散掉，讓蒸氣圍住臉部，每次 3-5 分鐘。注意：如有咳嗽或氣喘時請立刻停止。

發燒

發燒是表示人的身體正在對抗傳染病。當身體溫度過高（超過 38°C /100° F），有可能導致神經性損傷。

建議精油

薄荷
肉豆蔻
德國洋甘菊
香脂冷衫
苦配巴
沒藥
山香

使用方法

用 10ml 植物油稀釋 2-3 滴建議精油，塗抹在前額、太陽穴、頸後、後背、腋下和腳底。

或用一碗溫水與建議精油混合，不時用海綿沾濕擦拭身體。

呼吸道過敏

呼吸道過敏一般是因為花粉、動物毛髮、灰塵等引發的過敏症狀，會導致呼吸系統異常敏感，如：鼻塞、持續打噴嚏、流鼻涕、氣喘、呼吸困難等症狀。

建議精油

真正薰衣草
藍桉尤加利
德國洋甘菊
羅馬洋甘菊
乳香

使用方法

用 10ml 植物油稀釋 2-3 滴建議精油，塗抹喉嚨和背部。

或如果有鼻塞，可直接使用 3-5 滴純精油，放在擴香機內進行擴香，每天 3 次，每次半小時。

中暑

中暑是身體在處於高溫環境下，中樞神經調節體溫的功能發生障礙，會有體溫急速上升、不排汗、噁心、腹瀉、頭痛等症狀。

建議精油

真正薰衣草
薄荷
青檸
茶樹
尤加利

使用方法

 用 10ml 植物油稀釋 6-10 滴建議精油，按摩全身。

 或立即用薄荷精油塗抹頭頂、額頭、太陽穴、耳後、後頸、鼻下、手掌和腳底。

氣喘

氣喘是肺部小通道的肌肉痙攣，引起呼吸困難。塵土、小蟲、壓力、焦慮、感冒等都可能引發氣喘。

建議精油

佛手柑
真正薰衣草
快樂鼠尾草
橙花
玫瑰
乳香
檀香

使用方法

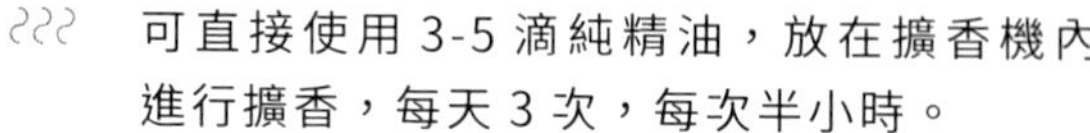 可直接使用 3-5 滴純精油，放在擴香機內進行擴香，每天 3 次，每次半小時。

 或用 5ml 植物油稀釋 1-2 滴建議精油，塗抹胸腔部位。

 或可直接使用 1 滴純精油進行吸聞。

93

處理腸胃問題的建議精油 *

Recommended essential oils for handling gastrointestinal problems

* 建議精油只供參考，效果因實際情況而異，
使用時若有疑問請先咨詢您的家庭醫生或專業芳療師。

便秘

便秘的主要成因是水份和纖維攝取不足。壓力、焦慮、抑鬱等情緒問題也會導致便秘。精油能促進腸道蠕動，保護和改善腸道健康。

建議精油

生薑
茴香
薄荷
甜馬鬱蘭

使用方法

用 10ml 植物油稀釋 3-5 滴建議精油，順時針按摩腹部。

或用 5ml 植物油稀釋 1-2 滴建議精油，熱敷腹部和腳底。

或每週 1-2 次，準備大桶裡加入大約 40°C 熱水，用一湯匙瀉利鹽混合 8-10 滴精油，再倒入水盆中，進行全身泡浴，浸泡 10-20 分鐘。結束後直接用毛巾擦乾水份即可。

腹瀉

腹瀉俗稱「拉肚子」，成因可能是由壓力、藥物、細菌、食物、病毒、或慢性疾病等引起。

建議精油

生薑
丁香
檸檬
青檸
薄荷
肉豆蔻
冬青

使用方法

每天 3-4 次，用 10ml 植物油稀釋 3-4 滴建議精油，逆時針按摩腹部。

或用 10ml 植物油稀釋 3-4 滴建議精油，塗抹在背部，再進行熱敷。

或可直接使用 3-5 滴純精油，放在擴香機內進行擴香，每天 3 次，每次半小時。

或準備面盆或水桶裡加入大約 40°C熱水，用一湯匙瀉利鹽混合 3-4 滴精油，再倒入水盆中，進行盆浴，水要過腹部，浸泡 10-15 分鐘。結束後直接用毛巾擦乾水份即可。

胃灼熱

胃灼熱是在胸腔中心的灼熱感或痛楚，可能會在進食的時候或進食後，延伸到頸部和後背。

建議精油

羅勒
茴香
薄荷
生薑
檸檬
青檸
聖檀木
絲柏
快樂鼠尾草
檀香

使用方法

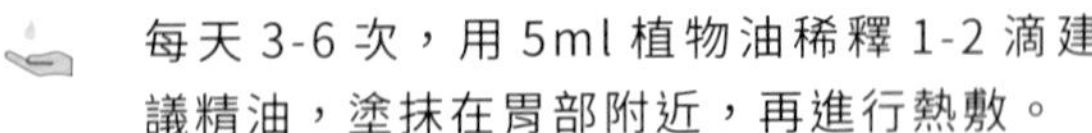

每天 3-6 次，用 5ml 植物油稀釋 1-2 滴建議精油，塗抹在胃部附近，再進行熱敷。

或用 5ml 植物油稀釋 1-2 滴建議精油，塗抹腳底。

消化不良

消化不良（脹氣）通常是發生在進食期間或進食後，上腹部出現不適，導致脹氣、打飽嗝和噁心。

建議精油

薄荷
肉豆蔻
茴香
生薑
葡萄柚
苦配巴

使用方法

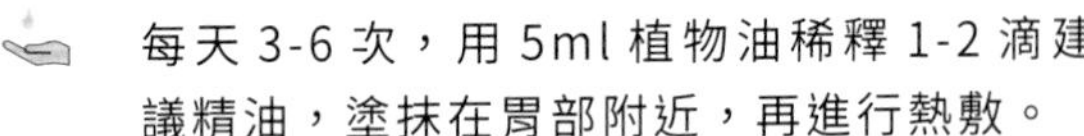

每天 3-6 次，用 5ml 植物油稀釋 1-2 滴建議精油，塗抹在胃部附近，再進行熱敷。

或用 5ml 植物油稀釋 1-2 滴建議精油，塗抹腳底。

胃潰瘍

胃潰瘍通常發生在食道、胃與十二指腸，細菌或藥物破壞這些器官表面的黏膜時就會引起潰瘍。例如胃炎，或由幽門螺桿菌引起的胃潰瘍或消化性潰瘍。

建議精油

檸檬香茅
苦配巴
檸檬
香桃木
德國洋甘菊
沒藥
廣藿香
薄荷

使用方法

用 5ml 植物油稀釋 1-2 滴建議精油，塗抹胃部。

或用 5ml 植物油稀釋 1-2 滴建議精油，塗抹腳底。

食慾不振

食慾不振是沒有食慾。可能是消化道疾病所引起。精油能促進消化，改善食慾。

建議精油

生薑
薄荷
香橙
肉豆蔻
檸檬

使用方法

可直接使用 3-5 滴純精油，放在擴香機內進行擴香，每天 3 次，每次半小時。

或每天 2-3 次，用 5ml 植物油稀釋 2-3 滴建議精油，塗抹腳底。

暴食症

暴食症是習慣性在極短時間內暴飲暴食後，用盡辦法清走吃下的食物。食物在消化道內停留時間非常短，身體會因為吸收養分不足而導致嚴重營養不良。

建議精油

香脂冷杉
茴香
肉豆蔻

使用方法

每天 3-5 次用 5ml 植物油稀釋 1 滴建議精油，塗抹胸口。

或用 10ml 植物油稀釋 3-4 滴建議精油，在睡前塗抹脊椎和腳底。

痔瘡

痔瘡是肛門口上方發生靜脈曲張病變。症狀是排便時出血、搔癢和灼熱感。

建議精油

沒藥
永久花
絲柏
岩薔薇
羅勒
玉檸檬
檸檬
青檸
薄荷

使用方法

用 10ml 植物油稀釋 1-3 種建議精油 3-4 滴，塗抹在痔瘡位置。使用 1-2 次後，刺痛感便會得到紓緩。

或每週 1-2 次，準備面盆或水桶裡加入大約 40°C 熱水，用一湯匙瀉利鹽混合 3-4 滴精油，再倒入水盆中，進行盆浴，浸泡 10-15 分鐘。結束後直接用毛巾擦乾水份即可。

或用 5ml 植物油稀釋 1-2 滴建議精油，順時針按摩腹部。

胃炎

當胃黏膜發炎和細胞受到侵蝕時會引起胃炎。症狀包括腹部疼痛、體重減輕和痙攣。還會導致出血性潰瘍和嚴重的消化系統紊亂。引起原因包括胃酸過多、飲酒、壓力等。

建議精油

薄荷
檸檬
青檸
茴香
廣藿香

使用方法

每天 3-5 次，用植物油稀釋 1 滴建議精油，塗抹胃部。

噁心

噁心會出現腸胃不適，腸胃肌肉收縮等症狀。精油能紓緩噁心及其引發的不適症狀。

建議精油

廣藿香
薄荷
生薑
肉豆蔻

使用方法

每小時 2-3 次，用 5ml 植物油稀釋 1-2 滴建議精油，塗抹在耳背和肚臍部位。

或用 5ml 植物油稀釋 1-2 滴建議精油，塗抹在背部和胃部，再進行熱敷。

或每天數次，直接用 1 滴建議精油，揉搓在太陽穴和頸背部。

食物中毒

食物中毒根據不同的污染來源和類型，可能會有嘔吐、喉嚨痛、噁心、絞痛、充血、咳嗽、腹瀉、腹痛和發燒症狀。

建議精油

甜馬鬱蘭
百里香
羅勒
生薑

使用方法

用 5ml 植物油稀釋 1-2 滴建議精油，塗抹在腳底、腹部、手部、手臂、頭部，再在額頭進行濕敷。

胃食道逆流

胃食道逆流又叫胃酸倒流，是因為下食道括約肌的張力鬆弛，胃酸會向上反流，進入食道，損傷食道黏膜，亦可能會出現胸口灼熱，即火燒心的感覺。

建議精油

生薑
真正薰衣草
檸檬
薄荷

使用方法

可直接使用 3-5 滴純精油，放在擴香機內進行擴香，每天 3 次，每次半小時。

或每天 2-3 次，准入一盆 80℃的熱水約 7 分滿，再滴入建議精油滴入 1-4 滴，用大毛巾蓋在頭上以防止蒸氣散掉，讓蒸氣圍住臉部，每次 3-5 分鐘。注意：如有咳嗽或氣喘時請立刻停止。

或用 5ml 植物油稀釋 1-2 滴建議精油，塗抹胃部，再進行熱敷。

神經性厭食症

神經性厭食症是一種進食障礙，患者通過挨餓，完全避免進食。患者通常都會體重不足和營養不良。厭食症的併發症有骨質疏鬆，停經，不孕，心臟損傷等。

建議精油

檸檬
青檸
柑橘
生薑
玉檸檬

使用方法

可直接使用 1 滴純精油進行吸聞。

或可直接使用 3-5 滴純精油，放在擴香機內進行擴香，每天 3 次，每次半小時。

或每天 2-3 次，倒入一盆 80°C的熱水約 7 分滿，再滴入建議精油滴入 1-4 滴，用大毛巾蓋在頭上以防止蒸氣散掉，讓蒸氣圍住臉部，每次 3-5 分鐘。注意：如有咳嗽或氣喘時請立刻停止。

腹部絞痛

食物中毒根據不同的污染的來源和類型，可能會有嘔吐、喉嚨痛、噁心、絞痛、充血、咳嗽、腹瀉、腹痛和發燒症狀。

建議精油

生薑
薄荷
迷迭香
真正薰衣草
佛手柑

使用方法

每天 2 次，用植物油稀釋建議精油，塗抹腹部，再進行熱敷。

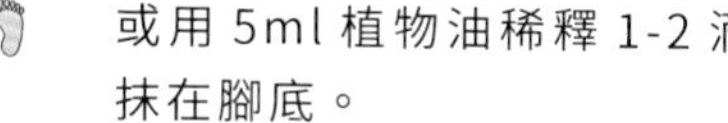

或用 5ml 植物油稀釋 1-2 滴建議精油，塗抹在腳底。

或每週 1-2 次，準備面盆或水桶裡加入大約 40°C熱水，用一湯匙瀉利鹽混合 3-4 滴精油，再倒入水盆中，進行盆浴，浸泡 10-15 分鐘。結束後直接用毛巾擦乾水份即可。

94

處理婦產及兒科問題的建議精油 *

Recommended essential oils for handling maternity and pediatric problems

* 建議精油只供參考，效果因實際情況而異，
使用時若有疑問請先咨詢您的家庭醫生或專業芳療師。

乳腺炎

乳腺炎是乳房組織受感染，導致疼痛、腫脹、出紅疹等不適。多數發生在正在進行母乳餵養的女性身上。

建議精油

沒藥
香蜂草
茶樹
廣藿香
羅馬洋甘菊
檸檬
藍雲杉

使用方法

用 5ml 植物油稀釋 1-2 滴建議精油，塗抹乳房和腳底。

白色念珠菌

白色念珠菌（念珠菌病）是真菌的一種。一般發生在正常人的上呼吸道、口腔、陰道和腸道。常發生於嬰兒的口腔、女性的陰部。平時就存在於人體內，免疫力低落時會發病。

建議精油

檸檬香茅
天竺葵
茶樹
綠花白千層
羅文莎葉
百里香
薄荷
真正薰衣草
迷迭香
玫瑰草

使用方法

每天 2 次，用 10ml 植物油稀釋 3-4 滴建議精油，塗抹在鎖骨凹口、喉嚨底部鎖骨、腹部、胸口、腳底。

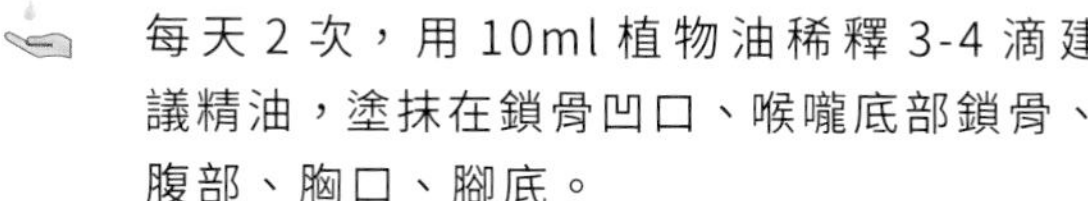

或每週 1-2 次，準備面盆或水桶裡加入大約 40°C 熱水，用一湯匙瀉利鹽混合 3-4 滴精油，再倒入水盆中，進行盆浴，浸泡 10-15 分鐘。結束後直接用毛巾擦乾水份即可。

卵巢和子宮囊腫

卵巢囊腫一般是無痛的，如果囊腫增大，影響到卵巢，便可能帶來痛楚。卵巢囊腫可能是因為卵巢沒有正確破開或在月經週期溶解所引起的。

建議精油

沒藥
天竺葵
乳香
鼠尾草
茶樹
快樂鼠尾草
牛至
迷迭香
百里香

使用方法

- 用 5ml 植物油稀釋 1-2 滴建議精油，塗抹在腳底。
- 或用 5ml 植物油稀釋 1-2 滴建議精油，塗抹腹部，再進行熱敷。
- 或準備面盆或水桶裡加入大約 40°C 熱水，用一湯匙瀉利鹽混合 3-4 滴精油，再倒入水盆中，進行盆浴，浸泡 10-15 分鐘。結束後直接用毛巾擦乾水份即可。

月經過多

子宮肌瘤或瘜肉、荷爾蒙失調、流產、子宮內膜異位、使用抗凝血劑、使用子宮避孕器、無排卵，這些都是月經過多的常見原因。通常女性月經約 50 毫升，可能的差異會是 15-90 毫升。超過 100 毫升就要特別留意。

建議精油

永久花
絲柏
岩薔薇

使用方法

- 每天 1-3 次，用植物油稀釋 4-6 滴建議精油，塗抹在頭頂、額頭、下腹部、腳底和腰部。

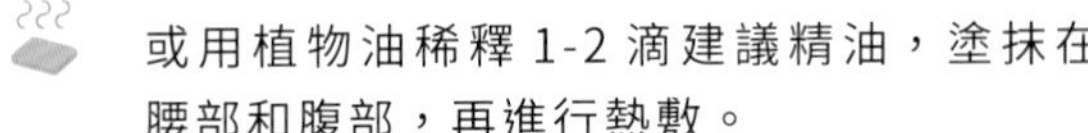

- 或用植物油稀釋 1-2 滴建議精油，塗抹在腰部和腹部，再進行熱敷。

月經失調

月經失調是指女性持續數月的月經週期不規律。一般女性月經週期約為28-35天。持續約5-7天。週期若短於20天或多過40天，或是持續天數少於2天或多過10天，都是月經失調。

建議精油

薄荷
鼠尾草
快樂鼠尾草
羅馬洋甘菊
甜茴香
茉莉

使用方法

每天1-3次，用10ml植物油稀釋4-6滴建議精油，塗抹在頭頂、額頭、腰部。

或每天晚上，用5ml植物油稀釋1-2滴建議精油，塗抹腳底。

或月經前後，用10ml植物油稀釋4-6滴建議精油，塗抹在腰部和腹部，再進行熱敷。

或每週1-2次，或每週1-2次，準備面盆或水桶裡加入大約40°C熱水，用一湯匙瀉利鹽混合3-4滴精油，再倒入水盆中，進行盆浴，浸泡10-15分鐘。結束後直接用毛巾擦乾水份即可。

經痛

經痛是女性在月經期前或期間，下腹部會出現疼痛。嚴重的話會影響日常活動。

建議精油

真正薰衣草
快樂鼠尾草
羅勒
迷迭香
鼠尾草
羅馬洋甘菊
絲柏

使用方法

用5ml植物油稀釋1-2滴建議精油，塗抹在腳底。

或每天數次，用5ml植物油稀釋2-3滴建議精油，塗抹在腰部和腹部上方。

或每週2-3次，用5ml植物油稀釋1-2滴建議精油，塗抹在子宮部位，再進行熱敷。

停經

停經是女性年齡在 45-55 歲之間，月經會因為荷爾蒙水平降低到某個點而停止。在停經期間，可能會經歷月經紊亂、青春痘、疲勞等令人不舒服的狀況。

建議精油

天竺葵
鼠尾草
快樂鼠尾草
佛手柑

使用方法

每天 1-3 次，用植物油稀釋 4-6 滴建議精油，塗抹在頭頂、額頭、下腹部、腳底部和下背部。

或用 5ml 植物油稀釋 1-2 滴建議精油，塗抹腳底。

或用 5ml 植物油稀釋 1-2 滴建議精油，塗抹在下背部和腹部，再進行熱敷。

經前綜合症

經前綜合症（PMS）是女性在經期前 10-14 天或經期期間的 2-3 天裡，會出現腹脹、粉刺、焦慮、胸部觸痛等症狀。

建議精油

玫瑰
鼠尾草
快樂鼠尾草
藍雲杉
甜茴香
依蘭依蘭
佛手柑
橙花

使用方法

每天 1-3 次，用 10ml 植物油稀釋 4-6 滴建議精油，塗抹在頭頂、額頭、下腹部、腳底和腰部。

或用植物油稀釋 1-2 滴建議精油，塗抹在腰部和腹部，再進行熱敷。

懷孕

精油可以減輕懷孕期間的不適、減少妊娠紋、增加皮膚彈性等。

建議精油

真正薰衣草
沒藥
玫瑰
天竺葵
永久花
德國洋甘菊
橙花
檀香
乳香

使用方法

有關如何在皮膚上使用精油，請參考**第 71 題**的懷孕篇。

懷孕前 3 個月不建議使用精油。

外陰部搔癢

外陰部搔癢可能是沐浴露殘留、懷孕、停經、陰部疾病等原因造成。白色念珠菌、陰道滴蟲是陰部感染的常見菌種。

建議精油

玫瑰草
茶樹
羅勒
尤加利
天竺葵
真正薰衣草
羅馬洋甘菊

使用方法

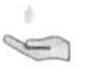

用 5ml 植物油稀釋 1-2 滴精油，塗抹在患處。

或直接滴 1 滴純精油在棉質底褲使用。

或準備面盆或水桶裡加入大約 40°C熱水，用一湯匙瀉利鹽混合 3-4 滴精油，再倒入水盆中，進行坐浴，浸泡 10-15 分鐘。結束後直接用毛巾擦乾水份即可。

纖維瘤

纖維瘤是女性盆腔中相對普遍的良性腫瘤，直徑可以小至 1 毫米，大至 8 英寸，可以是一個單獨的小結或小瘤或一個集群。停經前期的女性經常患有，未有月經期的年輕女性少患有。停經期已過的女性，纖維瘤通常會變得穩定，甚至會退化。

建議精油

乳香
牛至
松樹
岩薔薇
永久花
天竺葵
真正薰衣草

使用方法

用 5ml 植物油稀釋 1-2 滴建議精油，塗抹背部，再進行熱敷。

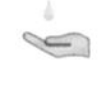

或用 1 種建議純精油，直接塗抹在鼻下，同時可以提神。

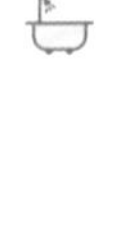

或每天分 3-6 次，用 10ml 植物油稀釋 2-3 種 4-6 滴的建議精油，塗抹需要位置。睡前再塗抹腳底。

或每週 1-2 次，準備面盆或水桶裡加入大約 40°C 熱水，用一湯匙瀉利鹽混合 3-4 滴精油，再倒入水盆中，進行盆浴，浸泡 10-15 分鐘。結束後直接用毛巾擦乾水份即可。

尿布疹

尿布疹多見於初生到 1 歲的嬰兒，因為臀部、肛門附近、大腿等部位皺摺處直接接觸到尿液和糞便，在潮濕悶熱的尿布裡繁衍細菌，刺激皮膚發紅發炎。

建議精油

真正薰衣草
永久花
絲柏
羅馬洋甘菊

使用方法

每天 2-4 次，用 10ml 植物油稀釋 1 滴建議精油後，在換尿布時，塗抹患處。

子宮內膜異位

子宮內膜異位是子宮內膜組織長在子宮之外的部位。可能會造成經痛、經期異常、不孕等症狀，常發生在生育年齡的女性身上。

建議精油

快樂鼠尾草
鼠尾草
永久花
茴香

使用方法

用 5ml 植物油稀釋 1-2 滴建議精油，塗抹腳底按摩。

或用 5ml 植物油稀釋 1-2 滴建議精油，塗抹在腹部，再進行熱敷。

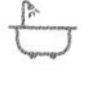

或準備面盆或水桶裡加入大約 40°C熱水，用一湯匙瀉利鹽混合 3-4 滴精油，再倒入水盆中，進行足浴，浸泡 10-15 分鐘。結束後直接用毛巾擦乾水份即可。

百日咳

百日咳是在兒童中常見的感染呼吸系統傳染病。可引致長時間的咳嗽，嚴重的話，會導致呼吸困難。如果病情嚴重要尋求治療。

建議精油

迷迭香
真正薰衣草
羅勒
茶樹
黑雲杉
肉豆蔻
薄荷
藍桉尤加利
山香

使用方法

選擇 1-2 種建議精油，用 10ml 植物油稀釋 4-6 滴，塗抹在頸部、胸部和睡前塗抹腳底。

或每天 1-3 次，用 5ml 植物油稀釋 1-2 滴建議精油，塗抹在頸部、背部和胸部，再進行熱敷。

或可直接使用 3-5 滴純精油，放在擴香機內進行擴香，每天 3 次，每次半小時。

95

處理耳鼻喉問題的建議精油 *

Recommended essential oils for handling ENT problems

* 建議精油只供參考，效果因實際情況而異，
使用時若有疑問請先咨詢您的家庭醫生或專業芳療師。

流鼻血

流鼻血是鼻子出血，如果在短時間內出血量多或次數頻繁，請諮詢醫生。

建議精油

永久花
絲柏
岩薔薇
天竺葵
山香

使用方法

 用 5ml 植物油稀釋 1-2 滴建議精油，塗抹在鼻翼兩側、鼻樑和頸後和腳底。

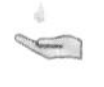 或用 1 種建議純精油，直接塗抹在手肘內側做止血急救。

耳鳴

耳鳴是雙耳或單耳在外在環境無刺激的情況下，卻聽見聲音，患者會聽見嗡嗡聲或鳴笛聲等聲音。

建議精油

永久花
杜松
薄荷
羅勒
天竺葵
真正薰衣草

使用方法

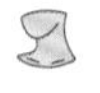 用 5ml 植物油稀釋 1-2 滴建議精油，塗抹在太陽穴、前額和頸後。

 或在每隻腳趾和手指尖直接滴上 1 滴建議精油，使精油進入指壓按摩的路徑。

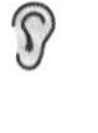 或用 5ml 植物油稀釋 2 滴建議精油，塗抹完後捏實耳垂，打圈拉 10 次，幫助耳道的血液循環。

聽力受損

聽力受損是聽覺損失部分或完全喪失聽覺。

建議精油

永久花
杜松
薄荷
羅勒
真正薰衣草

使用方法

- 每天3-6次，用5ml植物油稀釋2滴建議精油，倒在棉花棒上，然後塗抹在耳孔外部的皮膚（不要塗抹耳孔裡面）。
- 或用5ml植物油稀釋2滴建議精油，塗抹在耳朵周圍，再進行熱敷。
- 或用5ml植物油稀釋2滴建議精油，倒在棉花棉上，小心地把它放在耳孔外，停留一整晚。
- ! 切勿將精油直接滴入耳中。

耳痛

耳痛是耳朵發炎形成腫脹 。如果持續出現疼痛，請立即看醫生。

建議精油

永久花
真正薰衣草
茶樹
羅馬洋甘菊
羅文莎葉
羅勒
薄荷
尤加利

使用方法

- 每天3-6次，用5ml植物油稀釋2滴建議精油，倒在棉花棒上，然後塗抹在耳孔外部的皮膚（不要塗抹耳孔裡面）。
- 或用5ml植物油稀釋2滴建議精油，塗抹在耳朵周圍，再進行熱敷。
- 或用5ml植物油稀釋2滴建議精油，倒在棉花棉上，小心地把它放在耳孔外，停留一整晚。
- ! 切勿將精油直接滴入耳中。

鼻咽炎

鼻咽炎是在鼻腔後部，連接耳咽管和喉部的黏膜位置發炎。它會有咳嗽，鼻咽乾燥不適，噁心，低熱等症狀。

建議精油

薄荷
羅文莎葉
尤加利
茶樹
山香
藍絲柏
百里香
迷迭香

使用方法

每天 4-8 次，用 5ml 植物油稀釋 1-2 滴建議精油，塗抹在下顎骨下方的左右兩側和腳底。

鼻子乾燥

鼻子乾燥是鼻道濕潤度不夠導致鼻內皮膚乾裂、刺癢和出血。

建議精油

沒藥
真正薰衣草
檸檬
薄荷

使用方法

每天 2 次，用 5ml 植物油稀釋 1-2 滴建議精油，用棉花棒點 1-2 滴塗抹在鼻孔內壁。

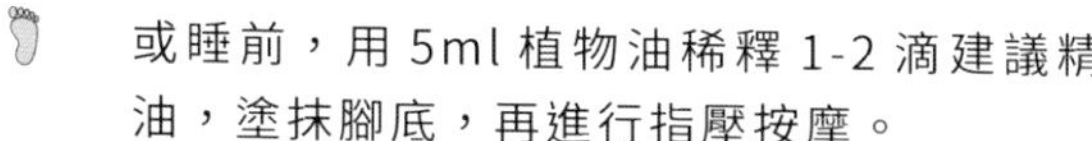

或睡前，用 5ml 植物油稀釋 1-2 滴建議精油，塗抹腳底，再進行指壓按摩。

鼻塞

鼻塞會持續數日，是由於黏液過多而阻塞鼻道，導致呼吸困難，還會引起疲倦、咳嗽、頭痛等症狀。

建議精油

藍桉尤加利
薄荷
山香
特級尤加利
尤加利
聖檀木
沒藥
羅文莎葉
百里香
迷迭香

使用方法

用 1-2 滴純的建議精油，直接塗抹在太陽穴、鼻下和頸後。

或每天 3-6 次，可直接使用 3-5 滴純精油，放在擴香機內進行擴香，每天 3 次，每次半小時。

或睡前，用 5ml 植物油稀釋 1-2 滴建議精油，塗抹在腳底，再進行按摩。

或用 5ml 植物油稀釋 1-2 滴建議精油，塗抹在背部後，進行熱敷。

喪失嗅覺

喪失嗅覺的成因可能是感冒、過敏症、鼻道堵塞化療、認知障礙症、腫瘤、帕金遜症、腦部創傷等。通常在 60 歲以後也會因為老化而逐漸喪失嗅覺。

建議精油

薄荷
百里香
香桃木
尤加利

使用方法

用 1-2 滴純的建議精油，直接塗抹在鼻下和頸後。

或可直接使用 3-5 滴純精油，放在擴香機內進行擴香，每天 3 次，每次半小時。

或每週 1-2 次，準備大桶裡加入大約 40°C 熱水，用一湯匙瀉利鹽混合 8-10 滴精油，再倒入水盆中，進行全身泡浴，浸泡 10-20 分鐘。結束後直接用毛巾擦乾水份即可。

扁桃腺炎

扁桃腺炎是鼻子後方、喉嚨側後方和舌頭後方對抗外來細菌的第一道防線，容易因為感染病毒或細菌而發炎。

建議精油

丁香
茶樹
沒藥
山香
玉桂
牛至
薄荷
羅文莎葉
百里香

使用方法

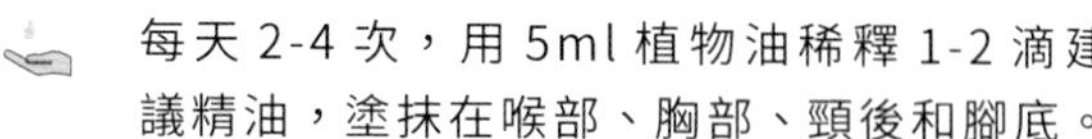

每天 2-4 次，用 5ml 植物油稀釋 1-2 滴建議精油，塗抹在喉部、胸部、頸後和腳底。

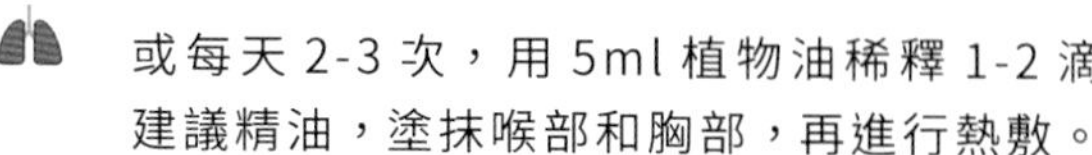

或每天 2-3 次，用 5ml 植物油稀釋 1-2 滴建議精油，塗抹喉部和胸部，再進行熱敷。

或可直接使用 3-5 滴純精油，放在擴香機內進行擴香，每天 3 次，每次半小時。

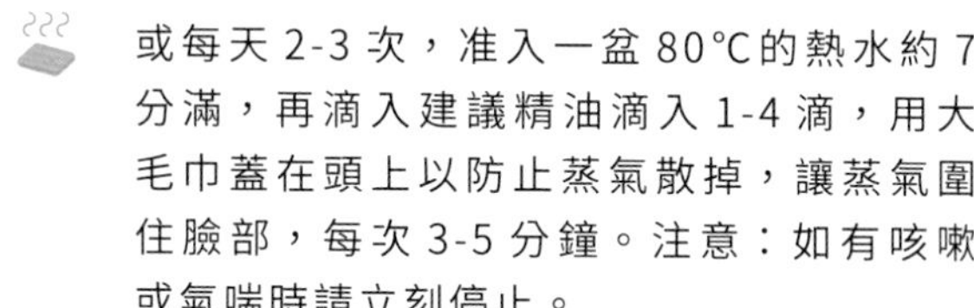

或每天 2-3 次，准入一盆 80°C的熱水約 7 分滿，再滴入建議精油滴入 1-4 滴，用大毛巾蓋在頭上以防止蒸氣散掉，讓蒸氣圍住臉部，每次 3-5 分鐘。注意：如有咳嗽或氣喘時請立刻停止。

咳嗽

人體的氣管和支氣管上有一層黏膜，當外來的刺激（如細菌、灰塵、化學物質）刺激黏膜時，人體會透過咳嗽來清除這些不屬於人體的侵入物。

建議精油

藍桉
薄荷
茶樹
尤加利
沒藥
羅文莎葉
甜馬鬱蘭
牛膝草
苦配巴
絲柏

使用方法

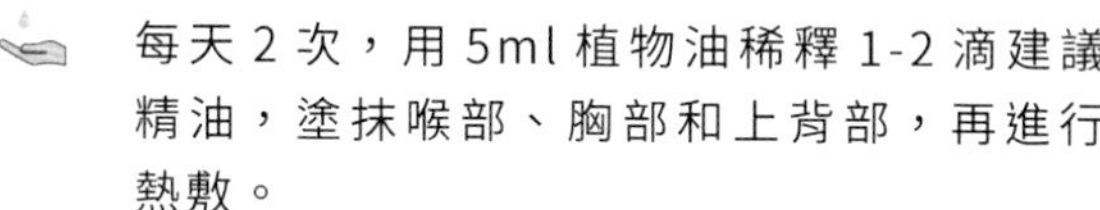

每天 2 次，用 5ml 植物油稀釋 1-2 滴建議精油，塗抹喉部、胸部和上背部，再進行熱敷。

或可直接使用 3-5 滴純精油，放在擴香機內進行擴香，每天 3 次，每次半小時。

或每天 2-3 次，准入一盆 80°C的熱水約 7 分滿，再滴入建議精油滴入 1-4 滴，用大毛巾蓋在頭上以防止蒸氣散掉，讓蒸氣圍住臉部，每次 3-5 分鐘。注意：如有咳嗽或氣喘時請立刻停止。

96

處理精神及心理問題的建議精油＊

Recommended essential oils for handling mental and psychological problems

＊建議精油只供參考，效果因實際情況而異，
使用時若有疑問請先咨詢您的家庭醫生或專業芳療師。

過度活躍症

過度活躍症（過動）可能是由於日常的飲食中缺乏礦物質所引起，吸收更多的營養，如：鎂、鉀和其他微量礦物質會有幫助。精油能刺激大腦邊緣系統，紓緩病情。

建議精油

岩蘭草
真正薰衣草
雪松
檀香
乳香
薄荷

使用方法

- 或每天 4-8 次，用 5ml 植物油稀釋 1-2 滴建議精油，塗抹在頸部、腦幹、腦部。
- 或用 1 種建議精油，直接塗抹在鼻下，同時可以提神。
- 或睡前，用 5ml 植物油稀釋 1-2 滴建議精油，塗抹腳底。

自閉症

自閉症（亞斯伯格症）是腦部發育障礙造成的疾病，常見的特徵是情緒表達障礙、社交障礙等。利用精油的香氣刺激大腦的邊緣系統，都有助改善自閉症。

建議精油

岩蘭草
廣藿香
真正薰衣草
香蜂草
雪松
檀香
乳香
薄荷
香脂冷杉

使用方法

- 用 5ml 植物油稀釋 1-2 滴建議精油，塗抹在太陽穴和頸後。
- 或用 1 滴建議精油，直接塗抹在鼻下，同時可以提神。
- 或睡前，用 5ml 植物油稀釋 1-2 滴建議精油，塗抹腳底。

精神疲勞

精神疲勞是指精神過度疲倦，有難以集中精神、易怒、失去工作熱情、焦慮、失眠等症狀。

建議精油

藍雲杉
薄荷
香脂冷杉
乳香
黑胡椒
鼠尾草
肉豆蔻
松樹
岩蘭草
迷迭香

使用方法

 每天 2-4 次，用 5ml 植物油稀釋 1-2 滴精油，塗抹在喉嚨底部、太陽穴和頸後。

 或可直接使用 1 滴純精油進行吸聞。

 或可直接使用 3-5 滴純精油，放在擴香機內進行擴香，每天 3 次，每次半小時。

 或每週 1-2 次，準備大桶裡加入大約 40°C 熱水，用一湯匙瀉利鹽混合 8-10 滴精油，再倒入水盆中，進行全身泡浴，浸泡 10-20 分鐘。結束後直接用毛巾擦乾水份即可。

抑鬱

抑鬱會持續情緒低落、感到內疚、無用、無助、離群獨處、記憶力變差、失去信心。擴香或直接吸聞精油，可立刻安撫情緒。

建議精油

真正薰衣草
羅馬洋甘菊
香蜂草
茉莉
乳香
薄荷
依蘭依蘭
迷迭香
檸檬
青檸
雪松

使用方法

 可直接使用 1 滴純精油進行吸聞。

 或用 5ml 植物油 1-2 滴建議精油，塗抹在太陽穴和頸後。

或可直接使用 3-5 滴純精油，放在擴香機內進行擴香，每天 3 次，每次半小時。

或每週 1-2 次，準備大桶裡加入大約 40°C 熱水，用一湯匙瀉利鹽混合 8-10 滴精油，再倒入水盆中，進行全身泡浴，浸泡 10-20 分鐘。結束後直接用毛巾擦乾水份即可。

產後抑鬱症

在剛分娩後幾天，有可能出現抑鬱的感覺，也有可能在分娩幾個月後或流產後發生。

建議精油

檸檬
青檸
鼠尾草
快樂鼠尾草
雪松
檀香
香蜂草
乳香
佛手柑

使用方法

 可以直接吸聞或滴在擴香機內使用。

 或按需用 1/2 杯瀉利鹽或小蘇打中，然後將混合物倒入缸中的熱水，進行泡澡。

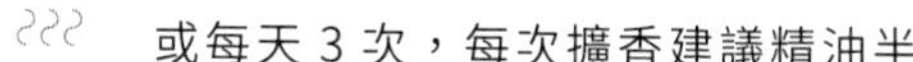 或每天 3 次，每次擴香建議精油半小時。

壓力

壓力是神經系統在持續長時間內，釋放過量壓力荷爾蒙，消耗身體儲備和腎上腺素，破壞人體免疫系統，令人產生消極感覺，可引發其它疾病。

建議精油

真正薰衣草
羅馬洋甘菊
藍艾菊
雪松
甜馬鬱蘭
玫瑰
檀香
乳香
鼠尾草

使用方法

 每天 2 次，用植物油稀釋 1-2 滴精油，塗抹在太陽穴和肩部。

或可直接使用 3-5 滴純精油，放在擴香機內進行擴香，每天 3 次，每次半小時。

或每週 1-2 次，準備大桶裡加入大約 40°C 熱水，用一湯匙瀉利鹽混合 8-10 滴精油，再倒入水盆中，進行全身泡浴，浸泡 10-20 分鐘。結束後直接用毛巾擦乾水份即可。

情緒創傷

嚴重的情緒創傷，會擾亂胃部和消化系統。精油能有效紓緩情緒創傷。

建議精油

乳香
藍雲杉
香脂冷杉
檸檬
青檸
德國洋甘菊
真正薰衣草
甜馬鬱蘭
薄荷
岩蘭草

使用方法

每天 1-2 次，用植物油稀釋 1-2 滴建議精油，塗抹頭頂、前額、太陽穴、頸後和胸線。

或睡前，用植物油 5ml 稀釋 1-2 滴精油，塗抹在太陽穴、前額、頭頂以及頸後持續 3 晚。

或可直接使用 3-5 滴純精油，放在擴香機內進行擴香，每天 3 次，每次半小時。

或每週 1-2 次，準備大桶裡加入大約 40°C 熱水，用一湯匙瀉利鹽混合 8-10 滴精油，再倒入水盆中，進行全身泡浴，浸泡 10-20 分鐘。結束後直接用毛巾擦乾水份即可。

焦慮

適當的焦慮是健康的心理反應。過度焦慮是一種病態，會引起過敏、失眠、偏頭痛等不良的生理病症。

建議精油

杜松
佛手柑
乳香
快樂鼠尾草
檀香
香蜂草
真正薰衣草
天竺葵

使用方法

可直接使用 3-5 滴純精油，放在擴香機內進行擴香，每天 3 次，每次半小時。

或每天 2 次，用 5ml 植物油稀釋 1-2 滴精油，塗抹在手腕、太陽穴和肩部。

失眠

因為心理壓力、疾病、咖啡因攝取過多等等都可能導致失眠。尤其在 40 歲以後，人的睡眠質素和長度，和大腦褪黑素的分泌一樣會急速下降。精油香味能有效安撫情緒。

建議精油

真正薰衣草
雪松
香橙
羅馬洋甘菊
山香

使用方法

用 5ml 植物油稀釋 1-3 滴建議精油，塗抹在肩膀、胃部和腳底。

或每天數次，用 5ml 植物油稀釋 1-2 滴建議精油，塗抹太陽穴和頸背、背部，再進行熱敷。

或睡前半小時開始進行擴香。可直接使用 3-5 滴純精油，放在擴香機內進行擴香。

或每週 1-2 次，準備大桶裡加入大約 40°C 熱水，用一湯匙瀉利鹽混合 8-10 滴精油，再倒入水盆中，進行全身泡浴，浸泡 10-20 分鐘。結束後直接用毛巾擦乾水份即可。

心神不定

心神不定的人內心會煩躁不安，會有疲倦、失眠、焦慮、尿頻、躁動等症狀。

建議精油

薄荷
乳香
迷迭香
檀香
百里香
廣藿香

使用方法

可直接使用 3-5 滴純精油，放在擴香機內進行擴香，每天 3 次，每次半小時。

或每天 2 次，用 5ml 植物油稀釋 1-2 滴精油，塗抹在手腕、太陽穴和肩部。

97

處理皮膚問題的建議精油 *

Recommended essential oils for skin problems

* 建議精油只供參考，效果因實際情況而異，使用時若有疑問請先咨詢您的家庭醫生或專業芳療師。

食物敏感

食物敏感通常和進食花生、貝殼類海鮮、堅果類、牛奶、大豆和雞蛋相關。幼兒和兒童因年紀小，免疫系統和消化系統還沒成熟，會較容易出現食物敏感。

建議精油

檸檬
薄荷

使用方法

用 5ml 植物油稀釋 1-2 滴建議精油，塗抹在耳後、太陽穴和腳底，以緩解食物過敏症狀和身體排毒。

頭髮和頭皮問題

硫是保持頭髮和毛囊強健完整最重要的礦物質。

建議精油

真正薰衣草
雪松
薄荷
迷迭香
鼠尾草
快樂鼠尾草
羅勒
杜松
依蘭依蘭
檀香
天竺葵
檸檬
絲柏
廣藿香

使用方法

用植物油稀釋建議精油，塗抹 1 茶匙在頭皮上，用力揉搓 2-3 分鐘後，停留 60-90 分鐘。

或用 5ml 植物油稀釋 2-4 滴建議精油，與 1-2 茶匙洗髮乳混合，可用在運動後清洗頭髮。

脫髮

男士脫髮（斑禿）通常是荷爾蒙失衡而導致的，斑禿是一種脫髮疾病。

建議精油

真正薰衣草
絲柏
乳香
薄荷
檀香
黑胡椒
迷迭香
百里香
雪松
杜松
藍桉
聖檀木
快樂鼠尾草

使用方法

- 睡前，用植物油稀釋建議精油，倒 1 茶匙精油在頭皮上，徹底用力按摩 2-3 分鐘。
- 或用 5ml 植物油稀釋 2-4 滴建議精油與 1-2 茶匙洗髮露混合，徹底按摩頭皮 2-3 分鐘，在頭皮上停留 15 分鐘後清洗乾淨。

頭皮屑

頭皮屑是頭部表皮進行新陳代謝，角質化過程後的產物，過多的頭皮屑可能是因為過敏反應、細菌或化學品所引起的。

建議精油

茶樹
檸檬
雪松
真正薰衣草
迷迭香
薄荷
藍桉
乳香

使用方法

- 用植物油稀釋 2-4 滴建議精油與 1-2 茶匙洗髮露混合，徹底按摩頭皮 2-3 分鐘，在頭皮上停留 15 分鐘後清洗乾淨。

濕疹／皮膚炎

濕疹和皮膚炎是一種皮膚炎症，大多數是過敏原因，患處皮膚呈片狀發紅，伴隨搔癢等症狀。

建議精油

真正薰衣草
德國洋甘菊
沒藥
羅馬洋甘菊
天竺葵
乳香

使用方法

用 5ml 植物油稀釋 1-2 滴建議精油，塗抹在患處。

或每週 1-2 次，準備大桶裡加入大約 40°C 熱水，用一湯匙瀉利鹽混合 8-10 滴精油，再倒入水盆中，進行全身泡浴，浸泡 10-20 分鐘。結束後直接用毛巾擦乾水份即可。

牛皮癬

牛皮癬（乾癬）通常發生在頭皮、耳後、手肘與膝蓋等位置。醫生們認為和遺傳、身體免疫和發炎有關。明顯的症狀是紅斑和脫屑。

建議精油

羅馬洋甘菊
茶樹
廣藿香
永久花
玫瑰
香蜂草
德國洋甘菊
真正薰衣草
岩蘭草
檀香

使用方法

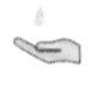

每天 2 次，用 5ml 植物油稀釋 1-2 滴建議精油，塗抹在患處。

或滴 3-5 滴建議精油到 1 茶匙乳液，每天或按皮膚實際情況使用。

或每週 3 次，用 5ml 植物油稀釋用 1-2 滴建議精油，塗抹背部，再進行熱敷。

妊娠紋

妊娠紋（皮膚擴張紋）是皮膚急速伸展所產生的疤痕，常見於妊娠期間，也會發生在快速生長期和體重增長期。

建議精油

乳香
沒藥
真正薰衣草
天竺葵

使用方法

每天 2 次，用 5ml 植物油稀釋 1-2 滴建議精油，塗抹在需要的位置。

毛孔堵塞

毛孔堵塞會多數引發皮膚病。保持毛孔暢通潔淨，皮膚炎症變少，肌膚更加美麗。

建議精油

香橙
檸檬
絲柏
天竺葵
真正薰衣草

使用方法

用植物油稀釋 1-2 滴的建議精油，塗抹患處，再用棉花棒輕輕擦走。

或加入洗面乳，做日常清潔。

或每天 2-3 次，准入一盆 80°C的熱水約 7 分滿，再滴入建議精油滴入 1-4 滴，用大毛巾蓋在頭上以防止蒸氣散掉，讓蒸氣圍住臉部，每次 3-5 分鐘。注意：如有咳嗽或氣喘時請立刻停止。

或每週 1-2 次，準備面盆或水桶裡加入大約 40°C熱水，用一湯匙瀉利鹽混合 3-4 滴精油，再倒入水盆中，進行盆浴，浸泡 10-15 分鐘。結束後直接用毛巾擦乾水份即可。

粉刺

粉刺是因為毛囊和毛孔內積聚大量灰塵和油脂引發的。粉刺可能由荷爾蒙失調、飲食不良、使用化妝品、壓力等所致。常見的一種粉刺是青春痘。

建議精油

茶樹
天竺葵
岩蘭草
檀香
廣藿香
真正薰衣草
德國洋甘菊
羅馬洋甘菊
雪松
尤加利
綠花白千層

使用方法

每天 1-3 次，在油性皮膚部位， 使用 5ml 植物油稀釋 1-2 滴建議精油，塗抹並輕輕地按摩。每天更換配方使用會有更好的效果。

褐黃斑

雀斑，又稱老人斑和曬斑，是大小不一、灰色、黑色或褐色、扁平狀，一般容易出現太陽照射的部位，如臉部、手部等。

建議精油

檀香
藍絲柏
真正薰衣草
肉豆蔻

使用方法

連續 2 週，每天 3 次，用 5ml 植物油稀釋 1-2 滴建議精油，塗抹在患處。

腳癬

腳癬（香港腳）是足部感染真菌，這種真菌在溫暖潮濕的環境產生。

建議精油

廣藿香
茶樹
藍絲柏
檸檬香茅
真正薰衣草
百里香
薄荷
香蜂草
沒藥
迷迭香

使用方法

用 5ml 植物油稀釋 1-2 滴建議精油，塗抹在患處。

或每週 1-2 次，準備面盆或水桶裡加入大約 40°C 熱水，用一湯匙瀉利鹽混合 3-4 滴精油，再倒入水盆中，進行盆浴，浸泡 10-15 分鐘。結束後直接用毛巾擦乾水份即可。

蚊子叮咬

蚊子叮咬會引起輕微刺激。但對蚊蟲叮咬過敏的人，會引發皮膚痲疹、胸部和喉嚨腫脹，慢慢還會乾咳、眼睛發癢，出現嘔吐、腹痛、噁心和暈眩症狀。如果懷疑對蚊蟲叮咬過敏，請看醫生檢查傷口。

建議精油

薄荷
茶樹
真正薰衣草
迷迭香
沒藥
乳香
香脂冷衫
月桂

使用方法

每天 3-5 次，用 5ml 蘆薈凝膠稀釋使用 1-2 滴純的建議精油塗抹患處。

或用 5ml 植物油稀釋 2-3 滴薄荷精油，塗抹在腳底，防止蚊蟲。

或用食用酒精混合水和植物油合共 50ml，滴入 3-6 種建議精油合共 25 滴，做成噴霧，噴灑在衣服或身體上防蚊子叮咬。

流血

當遇到流血情況，某些精油可有效令流血情況減慢，並令傷口殺菌和開始痊癒。但如果有內出血情況，請找專業醫生診療。

建議精油

乳香
真正薰衣草
永久花
絲柏
沒藥

使用方法

用 1-2 滴純的建議精油，直接滴在小傷口位置。

或用 5ml 植物油稀釋 2-3 滴建議精油，塗抹在腳底。

或用 1-2 滴稀釋建議精油進行冷敷。

水痘

水痘，又叫帶狀庖疹、水痘帶狀庖疹。是一種單純庖疹病毒引起。第一次（通常還是孩童）染上這種病毒，稱為水痘。再次發作，稱為帶狀庖疹。

建議精油

檸檬香茅
真正薰衣草
茶樹
檀香
香蜂草
丁香
絲柏
藍絲柏
天竺葵

使用方法

每天三次，用 5ml 植物油稀釋 2-3 滴精油塗抹腳底。如果發燒可再塗在耳後、背部、額頭和後頸位置。

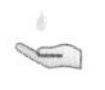

或用 30ml 植物油稀釋 20 滴單一的建議精油，輕柔地塗抹在出現水痘的位置。

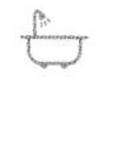

或準備大桶裡加入大約 40°C 熱水，用一湯匙瀉利鹽混合 8-10 滴精油，再倒入水盆中，進行全身泡浴，浸泡 10-20 分鐘。結束後直接用毛巾擦乾水份即可。

水泡

水泡是發生微生物感染時（如單純庖疹、腳癬等），皮下的積液無法被消除而導致。

建議精油

茶樹
沒藥
真正薰衣草
德國洋甘菊
羅馬洋甘菊
永久花

使用方法

每天 3-6 次，用 5ml 植物油稀釋 2-3 滴建議精油，塗抹在水泡位置，癢的時候再進行冰敷，千萬不要去擠破水泡。

或準備大桶裡加入大約 40°C熱水，用一湯匙瀉利鹽混合 8-10 滴精油，再倒入水盆中，進行全身泡浴，浸泡 10-20 分鐘。結束後直接用毛巾擦乾水份即可。

皮膚傷口

割傷、擦傷和傷口是表皮受傷。這類的傷口大多會有透明的組織液搭配血液流出。

建議精油

真正薰衣草
茶樹
永久花
迷迭香
特級尤加利
山香
絲柏
百里香
牛至
德國洋甘菊
乳香
沒藥
岩薔薇

使用方法

急救處理：可以直接使用建議精油 2-3 滴，直接用在所需位置。

減少流血：可以直接使用建議精油 2-3 滴，直接用在所需位置，再冷敷受傷部位，直到流血停止。

加快癒合傷口：每天 2-5 次，用 5ml 植物油稀釋 2-4 滴建議精油，塗抹在傷口。

減少傷疤：每天 2-5 次，用 5ml 植物油稀釋 2-4 滴建議精油，塗抹在傷口。

燒燙傷

燒燙傷有嚴重和輕微之分，可能是沸水、熱蒸氣、熱油等原因造成。燒燙傷程度分 3 度，一度是表皮燙傷，紅腫，無水泡。二度是傷到真皮層，紅腫發熱，會疼痛，有明顯水泡。三度是全層皮膚燙傷，破壞神經，皮膚乾硬，焦黑。

建議精油

真正薰衣草

使用方法

用建議精油直接滴在患處做急救處理。

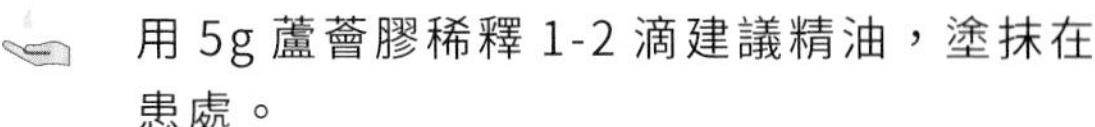

用 5g 蘆薈膠稀釋 1-2 滴建議精油，塗抹在患處。

注意：二、三度燒燙傷不宜在傷口塗抹精油，燒燙傷表面積超過總面積 1% 的一、二度燒燙傷及三度燒燙傷患者，不可自行使用精油處理，要迅速看醫生。

蕁麻疹

蕁麻疹是皮膚的過敏症。局部皮膚會突發性大片紅腫或刺癢。壓力大、食物過敏、藥物等是引發蕁麻疹的原因。

建議精油

德國洋甘菊
羅馬洋甘菊
真正薰衣草
乳香
香蜂草

使用方法

用 5g 蘆薈膠或 5ml 植物油稀釋 3 種精油約 6 滴，塗抹在患處。

或準備大桶裡加入大約 40°C 熱水，用一湯匙瀉利鹽混合 8-10 滴精油，再倒入水盆中，進行全身泡浴，浸泡 10-20 分鐘。結束後直接用毛巾擦乾水份即可。

98 處理骨問題的建議精油 *

Recommended essential oils for treating bone problems

* 建議精油只供參考，效果因實際情況而異，
使用時若有疑問請先咨詢您的家庭醫生或專業芳療師。

關節炎

關節炎是因為關節囊中有過量的尿酸堆積成結晶，出現發炎、僵硬、行動不便等症狀，損傷後慢慢擴散到骨關節，表面使用機率越高，受損程度越高。不同程度的運動、生活習性、體質等都會造成人體不同類型的關節炎 。

建議精油

德國洋甘菊
冬青
香脂冷杉
肉豆蔻
丁香
岩蘭草
永久花
松樹

使用方法

用 10ml 植物油稀釋 3 種建議精油 3-5 滴，塗抹在患處。

或每週 1-2 次，準備大桶裡加入大約 40°C 熱水，用一湯匙瀉利鹽混合 8-10 滴精油，再倒入水盆中，進行全身泡浴，浸泡 10-20 分鐘。結束後直接用毛巾擦乾水份即可。

風濕關節炎

風濕關節炎是關節囊的發炎，通常也會影響骨頭和軟骨，是一種令人疼痛無比的關節發炎。精油可有效抵禦疼痛和感染。

建議精油

牛至
冬青
薄荷
乳香
岩蘭草
丁香
永久花
山香
黑雲杉
沒藥
松樹

使用方法

用 10ml 植物油稀釋 3 種建議精油 3-5 滴，塗抹在患處。

或睡前，用 10ml 植物油稀釋 1-2 滴建議精油，按摩腳底。

或每天 1 次，用建議精油熱敷背部。

或每週 1-2 次，準備大桶裡加入大約 40°C 熱水，用一湯匙瀉利鹽混合 8-10 滴精油，再倒入水盆中，進行全身泡浴，浸泡 10-20 分鐘。結束後直接用毛巾擦乾水份即可。

骨質疏鬆

骨質疏鬆是身體缺乏雌激素、日常飲食中缺維他命D和鈣導致。請避免飲用碳酸飲料並進行健走、上下樓梯等運動。

建議精油

香脂冷杉
聖檀木
乳香
百里香
絲柏
薄荷
羅勒
黑雲杉
松樹

使用方法

每天 2-3 次，用 10ml 植物油稀釋 6-10 滴建議精油，塗抹患處或脊柱上，再進行熱敷。

腳部疼痛

腳部疼痛通常是一種潛在問題或者病症的症狀。針對成因的不同，需要不同的治療方法。精油能有效紓緩疼痛。

建議精油

薄荷
真正薰衣草
廣藿香
沒藥
岩蘭草
德國洋甘菊
藍雲杉
苦配巴
香橙

使用方法

每晚用 10ml 植物油稀釋 6-9 滴建議精油，塗抹在腳底輕輕按摩，再進行熱敷。

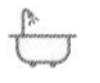

或每週 1-2 次，準備面盆或水桶裡加入大約 40℃熱水，用一湯匙瀉利鹽混合 3-4 滴精油，再倒入水盆中，進行足浴，浸泡 10-15 分鐘。結束後直接用毛巾擦乾水份即可。

頸部疼痛及僵硬

頭部疼痛及僵硬可由受傷、壓力、日常活動、緊張等引發，可引發嚴重後果。

建議精油

羅勒
甜馬鬱蘭
藍雲杉
永久花
香脂冷衫
薄荷
冬青
絲柏
肉豆蔻
苦配巴
山香

使用方法

每天 1-3 次，用 10ml 植物油稀釋 6-10 滴建議精油，塗抹在患處，進行按摩。

或用 5ml 植物油稀釋 1-2 滴建議精油，每天或按實際情況熱敷頸部，如有發炎情況就使用冷敷。

扭傷

扭傷是因為過分伸展，引致韌帶局部撕裂或完全斷裂，迅速腫脹及疼痛。受傷越嚴重，疼痛感會越強。

建議精油

羅勒
山香
藍雲杉
薄荷
苦配巴
永久花
香脂冷衫

使用方法

每天 3-5 次，用 10ml 植物油稀釋建議 6-10 滴精油，塗抹在患處。

或每天 2 次，用 1-2 滴建議精油，冷敷在需要位置。

肌肉痠痛

肌肉痠痛是指在進行完劇烈的運動之後，肌肉的恢復過程中出現痠痛的症狀。

建議精油

迷迭香
冬青
黑胡椒
生薑
甜馬鬱蘭
薄荷
檸檬香茅
永久花
羅勒
岩蘭草
絲柏

使用方法

每天 3 次，用 10ml 植物油稀釋 6-10 滴建議精油，塗抹在肌肉痠痛位置，然後進行按摩。

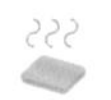

或用 5ml 植物油稀釋 1-2 滴建議精油，塗抹在需要部位，再進行熱敷。

或每週 1-2 次，準備大桶裡加入大約 40°C 熱水，用一湯匙瀉利鹽混合 8-10 滴精油，再倒入水盆中，進行全身泡浴，浸泡 10-20 分鐘。結束後直接用毛巾擦乾水份即可。

膝部軟骨損傷

軟骨損傷，會出現關節僵硬、關節疼痛及關節腫脹的症狀。

建議精油

冬青
苦配巴
檸檬香茅
聖檀木
薄荷
甜馬鬱蘭
藍桉
藍雲杉

使用方法

每天 3-5 次，用 5ml 植物油稀釋 1-3 滴建議精油塗抹在需要部位。如果有腫脹情況，再用冰袋敷在患處。

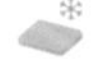

或每天 2-4 次，用 1-2 滴建議精油，在需要的部位進行冷敷。

韌帶扭傷

韌帶扭傷，多數也會引致發炎的問題，可先使用冰袋，如果出現嚴重扭傷，請立即看醫生。

建議精油

檸檬香茅
永久花
真正薰衣草
羅勒
馬鬱蘭
聖檀木
薄荷

使用方法

每天 3-5 次，用 5ml 植物油稀釋 1-3 滴建議精油塗抹在需要部位。如果有腫脹情況，再用冰袋敷在患處。

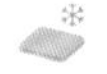

或每天 2-4 次，用 1-2 滴建議精油，在需要的部位進行冷敷。

坐骨神經痛

坐骨神經痛是因為神經發炎和 / 或脊柱移位，坐骨神經脫離下骨盆的脊柱，受壓並產生疼痛。表現為臀部和大腿後部出現疼痛，症狀有下背部疼痛，腿部僵硬、萎縮等。

建議精油

永久花
岩蘭草
薄荷
肉豆蔻
百里香
藍雲杉
羅勒
迷迭香
苦配巴

使用方法

每天 2 次或按需要，用 10ml 植物油稀釋 6-10 滴建議精油，塗抹在患處。

或用 5ml 植物油稀釋 1-2 滴建議精油，每天或按實際情況熱敷患處，如有發炎情況就使用冷敷。

或每天 2-4 次，用 5ml 植物油稀釋 2-3 滴建議精油，塗抹腳底。

或每週 1-2 次，準備大桶裡加入大約 40°C 熱水，用一湯匙瀉利鹽混合 8-10 滴精油，再倒入水盆中，進行全身泡浴，浸泡 10-20 分鐘。結束後直接用毛巾擦乾水份即可。

99

處理口腔問題的建議精油 *

Recommended essential oils for handling oral problems

* 建議精油只供參考，效果因實際情況而異，
使用時若有疑問請先咨詢您的家庭醫生或專業芳療師。

牙齦出血

牙齦出血是未將牙齒和牙齦線中牙菌膜完全清理所致。如果牙齦持續出血可能是因為身體有嚴重疾病。請立即看醫生。

建議精油

丁香
尤加利
乳香
迷迭香
永久花
冬青
沒藥
薄荷
百里香

使用方法

每日 2-3 次，用 5ml 植物油稀釋 1-2 滴建議精油，塗抹在牙齦上。

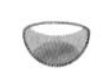

或每日 2-3 次，用半小匙的鹽巴稀釋 1 滴精油，和水混合後作為漱口水使用。

牙齦炎和牙周炎

當吃完東西後沒有正確刷牙，細菌會在牙齒和牙齦之間刺激牙齦導致牙齦發炎腫脹，此時是牙齦炎。此時若不積極處理會再牙齒和牙齦之間形成牙石導致縫隙，讓更多的細菌躲藏於此，就會演變成牙周炎。

建議精油

丁香
茶樹
百里香
薄荷
冬青
薄荷
牛至
永久花
尤加利

使用方法

每日 2-3 次，用 5ml 植物油稀釋 1-2 滴建議精油，塗抹在牙齦上。

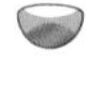

或每日 2-3 次，用半小匙的鹽巴稀釋 1 滴精油，和水混合後作為漱口水使用。

口腔異味

持續口腔有異味（口臭）或牙齦疾病，可能由念珠菌感染、消化不良、酵母菌感染等原因引起。

建議精油

丁香
薄荷
玉檸檬
檸檬
青檸
茶樹
薄荷
柑橘
桂皮
迷迭香

使用方法

每天 2-4 次，用 10ml 植物油稀釋 6-10 滴建議精油，塗抹在臉頰內側、舌頭、牙齦和牙齒上。

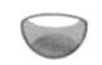

或每日 2-3 次，用半小匙的鹽巴稀釋 1 滴精油，和水混合後作為漱口水使用。

口瘡

口瘡是因壓力、生病、免疫力下降、吃上火的食物等引發的口腔潰瘍，常出現在舌頭和嘴唇。

建議精油

香蜂草
丁香
真正薰衣草
檀香
絲柏
百里香

使用方法

每天 3-4 次，選用 1 種建議精油， 直接用指尖輕柔地塗抹口瘡位置。

或每日 2-3 次，用半小匙的鹽巴稀釋 1 滴精油，和水混合後作為漱口水使用。

磨牙

磨牙是患者有意或無意用力相互摩擦牙齒，或用力咬合下巴。磨牙是普遍症狀，不影響正常的咬合和談話功能。但如果情況嚴重，可能會導致牙齒磨損，頭痛等症狀。

建議精油

真正薰衣草
羅馬洋甘菊
乳香

使用方法

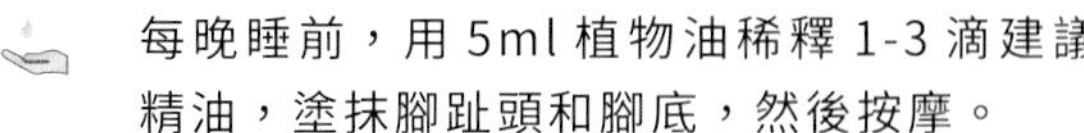

每晚睡前，用 5ml 植物油稀釋 1-3 滴建議精油，塗抹腳趾頭和腳底，然後按摩。

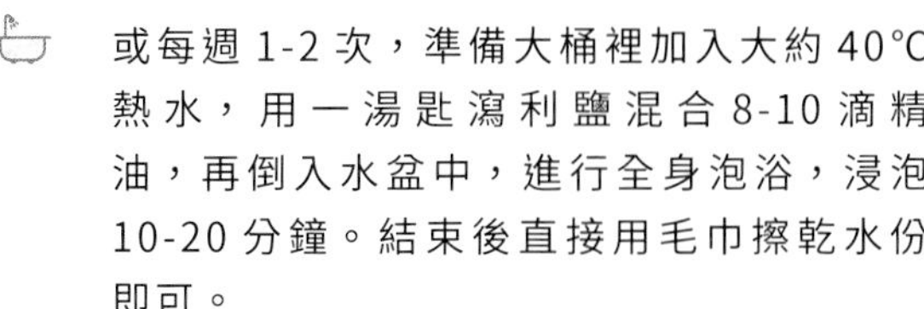

或每週 1-2 次，準備大桶裡加入大約 40°C 熱水，用一湯匙瀉利鹽混合 8-10 滴精油，再倒入水盆中，進行全身泡浴，浸泡 10-20 分鐘。結束後直接用毛巾擦乾水份即可。

牙痛

牙痛是牙齒疾病常見症狀之一，牙齒或牙齒周圍發生疾病引致的疼痛，治療方法根據實際病因。精油可有效紓緩牙痛。

建議精油

丁香
乳香
德國洋甘菊
茶樹

使用方法

用 5ml 植物油稀釋 1-2 滴精油，塗抹在受影響的牙齒或牙齦位置。

或每週 1-2 次，準備大桶裡加入大約 40°C 熱水，用一湯匙瀉利鹽混合 8-10 滴精油，再倒入水盆中，進行全身泡浴，浸泡 10-20 分鐘。結束後直接用毛巾擦乾水份即可。

100 處理生殖與不育問題的建議精油 *

Recommended essential oils for dealing with reproductive and infertility problems

* 建議精油只供參考，效果因實際情況而異，
使用時若有疑問請先咨詢您的家庭醫生或專業芳療師。

陽痿

陽痿是男性無法進行性行為，可能與事故引發的身 / 心理創傷、 前列腺問題或前列腺手術有關。如果是因為情緒問題或心理創傷，要先解決心理問題，身體問題才能有進展。

建議精油

藍雲杉
乳香
沒藥
生薑
肉豆蔻
茉莉
依蘭依蘭

使用方法

5ml 植物油稀釋 2-3 滴建議精油，塗抹下腹和腳底。

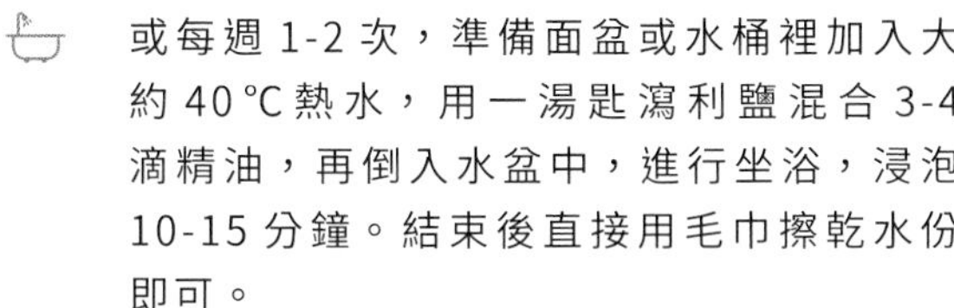

或每週 1-2 次，準備面盆或水桶裡加入大約 40°C 熱水，用一湯匙瀉利鹽混合 3-4 滴精油，再倒入水盆中，進行坐浴，浸泡 10-15 分鐘。結束後直接用毛巾擦乾水份即可。

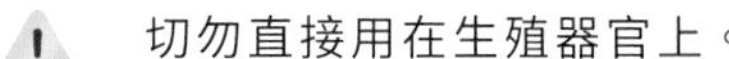

切勿直接用在生殖器官上。

男性不育症

男性不育症是指男性精子數量不足，從而無法令有生育能力的女性懷孕。

建議精油

藍雲杉
鼠尾草
快樂鼠尾草
乳香

使用方法

每天 1-3 次，用 10ml 植物油稀釋 6-10 滴建議精油，塗抹在手腕內側、腳腕內側、踝骨下部、腳踝前部與腕骨平行的位置，以及沿著跟腱對應生殖器的穴位上。

或每週 1-2 次，準備面盆或水桶裡加入大約 40°C 熱水，用一湯匙瀉利鹽混合 3-4 滴精油，再倒入水盆中，進行盆浴，浸泡 10-15 分鐘。結束後直接用毛巾擦乾水份即可。

男性喪失性慾

男性喪失性慾的原因，可能是使抗抑鬱、降壓藥、睪丸素水平過低、濫用毒品、飲酒過度。

建議精油

藍雲杉
沒藥
生薑
肉豆蔻
依蘭依蘭
黑胡椒
松樹

使用方法

每天 1-3 次，用 10ml 植物油稀釋 6-10 滴建議精油，塗抹頸部、肩部和下腹部。

女性性冷感

女性性冷感是女性對性行為無反應，或無法達到性高潮。這可能導致女性感到不愉快、抑鬱和不滿足。

建議精油

茉莉
玫瑰
依蘭依蘭
快樂鼠尾草
肉豆蔻

使用方法

每天 1-3 次，用 10ml 植物油稀釋 6-10 滴建議精油，塗抹頸部、肩部和下腹部。

女性不育症

女性不育症可能是因為卵巢、輸卵管、子宮、子宮頸等各處的原因而引起的不育症狀。

建議精油

依蘭依蘭
快樂鼠尾草
鼠尾草
甜茴香
西洋蓍草
天竺葵

使用方法

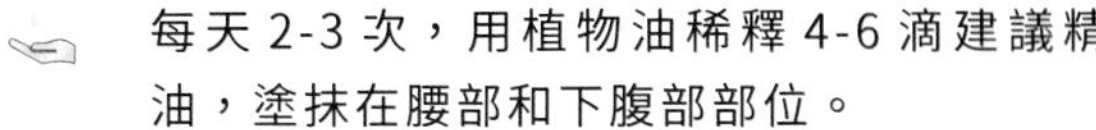

每天 2-3 次，用植物油稀釋 4-6 滴建議精油，塗抹在腰部和下腹部部位。

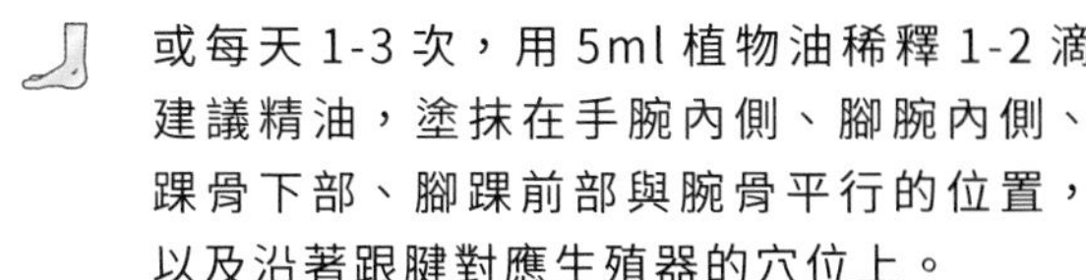

或每天 1-3 次，用 5ml 植物油稀釋 1-2 滴建議精油，塗抹在手腕內側、腳腕內側、踝骨下部、腳踝前部與腕骨平行的位置，以及沿著跟腱對應生殖器的穴位上。

或每週 1-2 次，準備大桶裡加入大約 40°C 熱水，用一湯匙瀉利鹽混合 8-10 滴精油，再倒入水盆中，進行全身泡浴，浸泡 10-20 分鐘。結束後直接用毛巾擦乾水份即可。

尿道感染

尿道感染是細菌感染尿道引起的發炎，女性因為尿道較短，容易患上這種病症。

建議精油

沒藥
茶樹
杜松
百里香
丁香
迷迭香
聖檀木

使用方法

每天 3-6 次，用 5ml 植物油稀釋 1-2 滴建議精油，塗抹在患處。

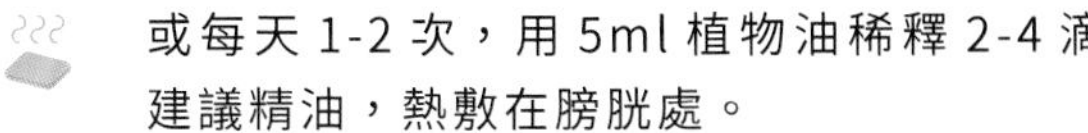

或每天 1-2 次，用 5ml 植物油稀釋 2-4 滴建議精油，熱敷在膀胱處。

或每天 1-2 次，準備面盆或水桶裡加入大約 40°C 熱水，用一湯匙瀉利鹽混合 3-4 滴精油，再倒入水盆中，進行坐浴，浸泡 10-15 分鐘。結束後直接用毛巾擦乾水份即可。

9
Chapter

專業資格

Taking charge of your health

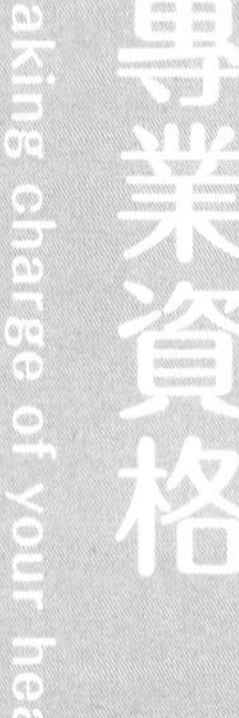
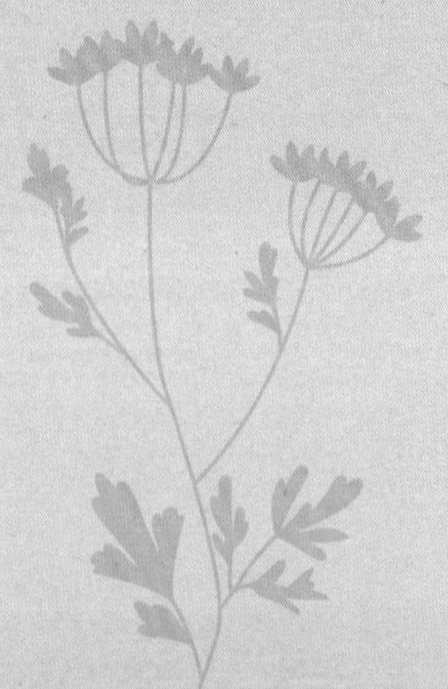
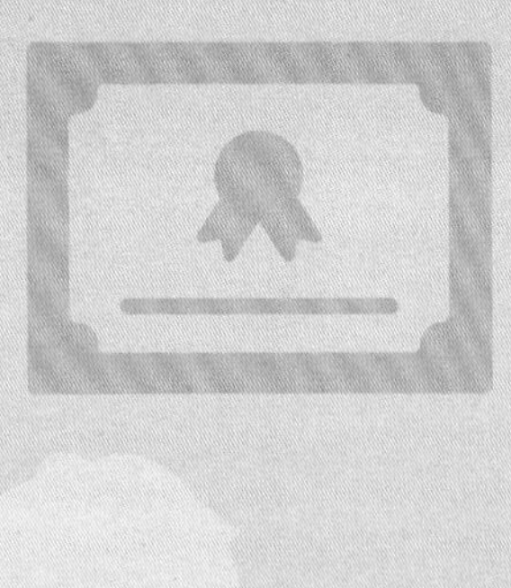

101

美國 NAHA 國家整體芳療協會芳香療法師是什麼？

What is the aromatherapist at the NAHA National Aromatherapy Association?

Answer

美國芳療師協會是目前全世界最大且最專業的芳香療法非營利教育性協會。

美國芳療師協會 National Association for Holistic Aromatherapy，簡稱 NAHA，成立於 1990 年，是目前全世界最大且最專業的芳香療法非營利教育性協會，不斷地提升在芳香療法的教育及專業執業標準，積極地參與提升大眾的芳香療法知識，讓大眾了解真正的芳香療法。

除了在國內交流外，NAHA 也與世界各國芳香療法界的專業人士和商業廠商持續的進行專業領域的資訊交流，與國際芳療協會，如 IFA 英國國際芳香療法師協會和 IFPA 國際專業芳香療法師協會、英國農業委員會 (AOC) 和美國消費者聯合會 (CFA) 聯盟等世界各國的芳香療法機構及專業人士持續進行結盟與專業領域的資訊交流。

NAHA 的前身是美國芳香療法協會，是由一群在科羅拉多州 Boulde 市的芳療師所發起的，他們在接受專業訓練之後，認為北美區須確立一個相當嚴謹的芳療教育制度，並且要推廣人們使用純天然精油以助身心靈的概念。透過專業有條理的教學，授與芳香療法專業知識及技巧，提昇 Spa、美容從業人員與認同自然療癒者的專業競爭力，提供最直接、最詳細的學習途徑。

102

中國（高級）芳香治療師職業人員資格證是什麼？

What is the professional quality of aromatherapist in China?

Answer

此證書是從事保健培訓工作的必備證件，求職、任職、開業的重要憑証，全國通用。

在現代醫療衛生保健工作中，康復與預防、保健、醫療一起，共同保障人類的健康。 近幾十年來，隨著中國科學技術、社會經濟的發展和人們康復保健意識的不斷提高，社會對康復理療人員的需求不斷增長，數以千萬計的傷病殘者、老年人、亞健康者期盼得到技術精湛的優秀康復理療師的綜合治療。

所以人力資源和社會保障部職業技能監定中心，在 2014 年頒發人社監函〔 2014 〕3 號文件，為了滿足社會對康復理療師的技術規範和專業人才迫切需求，經人力資源和社會保障部職業技能監定中心委托（北京易芳堂科技發展有限公司）承擔審核康復理療師之能力測評和技術支持。

由北京市中國國家人力資源和社會保障部之職業技能鑑定中心及中國就業培訓技術指導中心聯合頒發。此證書是從事保健培訓工作的必備證件，是求職、任職、開業的重要憑証，是用人單位招聘、錄用的主要依據，也是境外就業、對外合作的有效證件，全國通用。

103
英國香薰治療師 (IFA) 文憑是什麼？

What is the Aromatherapy Diploma Course of The International Federation of Aromatherapists (IFA)?

Answer

全球第一個國際芳香療法組織，也是最早成立的臨床和整體芳香療法管理機構。

英國香薰治療師協會 International Federation of Aromatherapists，簡稱 IFA。成立於 1985 年，是全球第一個國際芳香療法組織，也是最早成立的臨床和整體芳香療法管理機構。

擁有遍及世界各地的訓練學校及專業會員，培養高標準的芳療師。透過 25 年來的經驗與累積，IFA 制定有詳細且繁複的培訓規格，並以嚴謹的態度謹慎進行教育機構認證之行為，已然成為芳療界專業發展的箇中翹楚，並且是將芳香療法帶入醫療院所、安寧療護、特殊照護機構的先驅。IFA 旗下的培訓學校及會員分佈於全球各地。會員享有多種的福利，並隨時瞭解該領域的最新變化和發展。

IFA 自成立以來，一直以身為正式的慈善機構為傲，成員不斷努力讓協會維持慈善機構的本質，他們相信這樣能確保協會的誠信度，並幫助他們在處理所有事務時都維持公正公平的原則。該協會屬非營利機構，所有收入都用於回饋並增進會員的權益，同時也透過英國各界的捐款贈與取得額外的收益。

104

澳洲國際芳香療法和芳香醫藥協會（IAAMA）是什麼？

What is International Aromatherapy and Aromatic Medicine Association?

Answer

協會由專業認證的 IAAMA 芳療師負責監控和維持高水準的教學和實習範疇等工作，並大力推動芳香醫學的發展。

國際芳香療法和芳香醫藥協會（International Aromatherapy and Aromatic Medicine Association, IAAMA），成立於 2008 年，是澳洲最大的芳香療法協會，屬於獨立性非營利的專業機構，致力支持澳洲以及海外從事芳香療法的人士。IAAMA 秉持自我約束的精神，堅持推動高品質芳香療法，並以嚴謹態度執行會員守則來維持協會的會員專業素養。

芳香療法和芳香醫學的專業資格已被列入在澳洲國家健康培訓課程之一，該協會由專業認證的 IAAMA 芳療師負責監控和維持高水準的教學和實習範疇等工作，並大力推動芳香醫學的發展。現今，芳香療法的領域已擴展至自然醫學及醫療界中，並且趨向著受醫療認可的層面上發展。IAAMA 還積極參與提高公眾對治療性芳香療法上的知識，包括在日常生活中對芳療的安全使用和有效的應用技巧，除此之外，他們亦致力促進和拓展芳香療法和芳香醫學在天然藥物學的領域上發展。

105

我能從什麼渠道進修和考取專業資格？

How can I study and acquire these professional qualifications?

Answer

Siuroma出版的書籍、線上課程、專業資格證和週邊產品將會陸續在香港、內地、台灣和美國地區同步展開，以顯淺易懂的方式去分享養生之道，並融入社會生活上的每一方面，為更多芳療新手和嚮往芳香生活的讀者提供完善的教育諮詢及服務。

如果您對相關的芳療專業資格感興趣，除了跟 Siuroma 官方網站（www.siuroma.com）預約個案的諮詢，也可以考慮報名參加「Siuroma 專業芳療師及高級芳療按摩師」專業課程，完成學歷將獲得 Siuroma 指定的合作酒店、美容院、水療 Spa 提供實習或就業面試機會。

Siuroma 也會陸續提供其他的國際專業資格的培訓課程，如美國國家整體芳療協會芳香療法治療師（NAHA）、澳洲國際芳香療法和芳香醫藥協會（IAAMA）、中國 (高級) 芳香治療師職業人員資格證、英國香薰治療師文憑（IFA）等等。

我和其他學習芳香療法的志工們一起耕耘了一個中文免費的官方微信平台，叫做「芳香疗愈那点事」，上面有許多關於每種植物精油的基本介紹，在日常生活、工作、旅行等與精油相關的應用文章，歡迎您查閱。我們會運用高科技，透過多媒體將線上線下相結合，在家庭、健康和品味三方面去為廣大精油愛好者和使用者提供一站式的芳香生活提案，向大家傳達正確的芳療知識和使用指引，使您們隨時隨地都能在日常生活中感受到芳療的美好。

10
Chapter

附錄
Appendix

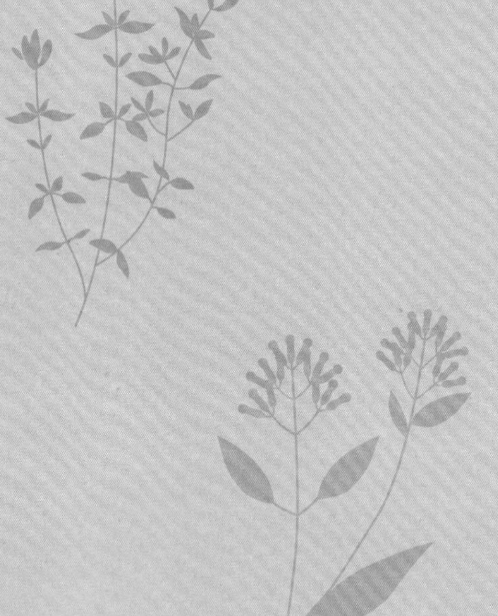

精油中英對照表

歐白芷	Angelica
羅勒	Basil
香脂冷衫	Balsam Fir
黑胡椒	Black Pepper
黑雲杉	Black Spruce
佛手柑	Bergamot
藍絲柏	Blue Cypress
藍艾菊	Blue Tansy
小豆蔻	Cardamom
胡蘿蔔籽	Carrot Seed
雪松	Cedarwood
桂皮	Cinnamon Bark
岩薔薇	Cistus
香茅	Citronella
快樂鼠尾草	Clary Sage
丁香	Clove
苦配巴	Copaiba

芫荽	Coriander
絲柏	Cypress
山香	Dorado Azul
蒔蘿	Dill
藍桉	Eucalyptus Blue
特級尤加利	Eucalyptus Globulus
尤加利	Eucalyptus Radiata
甜茴香	Fennel
乳香	Frankincense
葡萄柚	Grapefruit
天竺葵	Geranium
德國洋甘菊	German Chamomile
生薑	Ginger
特級尤加利	Eucalyptus Globulus
尤加利	Eucalyptus Radiata
乳香	Frankincense
蠟菊	Helichrysum

檜木	Hinoki
牛膝草	Hyssop
茉莉	Jasmine
杜松	Juniper
昆士亞	Kunzea
醒目薰衣草	Lavandin
薰衣草	Lavender
檸檬	Lemon
檸檬香茅	Lemongrass
青檸	Lime
甜馬鬱蘭	Marjoram
柑橘	Mandarin
綠花白千層	Melaleuca Quinquenervia
香蜂草	Melissa
香桃木	Myrtle
沒藥	Myrrh
麥蘆卡	Manuka

橙花	Neroli
肉豆蔻	Nutmeg
香橙	Orange
牛至	Oregano
玫瑰草	Palmarosa
聖檀木	Palo Santo
廣藿香	Patchouli
薄荷	Peppermint
苦橙葉	Petitgrain
松樹	Pine
羅文莎葉	Ravintsara
羅馬洋甘菊	Roman Chamomile
玫瑰	Rose
迷迭香	Rosemary
花梨木	Rosewood
檀香	Sandalwood
神聖乳香	Sacred Frankincense

鼠尾草	Sage
綠薄荷	Spearmint
柑橘	Tangerine
龍艾	Tarragon
茶樹	Tea Tree
百里香	Thyme
香草	Vanilla
岩蘭草	Vetiver
冬青	Wintergreen
依蘭依蘭	Ylang Ylang
西洋蓍草	Yarrow

有用連結

Siuroma 官網	www.siuroma.com
《芳療百問》	www.aromafaq.com
臉書粉絲頁	facebook.com/siuromalife
芳香療癒那點事	www.aromatters.com
英國香薰治療師協會	www.ifaroma.org
美國芳療師協會	www.naha.org

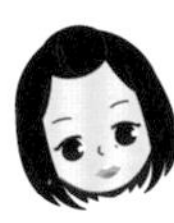

掃描以下二維碼關注我們的最新消息。

作者 | 司徒雪儀
發行人 | 漢智恒
出版者 | 司徒雪儀
總編輯 | 司徒雪儀

項目總監 | 漢智恒
媒體設計 | 李澤梓 葉煥瑜
編輯校對 | 司徒嘉慧 葉煥瑜 沈秉賢
封面設計 | 漢智恒 葉煥瑜 沈秉賢
美術插畫 | 葉煥瑜
書籍排版 | 葉煥瑜 漢智恒
行銷企劃 | 李澤梓 司徒嘉慧 沈秉賢

芳療百問

Aroma faq

如您有合作提案、演講邀稿等需求，請連絡 enquiry@siuroma.com
臉書粉絲頁 | www.facebook.com/siuromalife
微信公眾號 | 芳香疗愈那点事 , id: aromatters

ISBN | 978-988-79063-0-8
專屬網址 | http://www.aromafaq.com
客服電郵 | enquiry@aromafaq.com

代理經銷/白象文化事業有限公司
401台中市東區和平街228巷44號
電話：(04) 2220 - 8589
傳真：(04) 2220 - 8505

建議售價 HK$180 NT$600
歡迎團體訂購，另有優惠，請洽業務部 order@aromafaq.com
首版印刷 2018 年 9 月 香港出版
建議分類 1. 精油芳療 2. 美容護膚 3. 生活風格